# 諏訪塾 ダイナマイトカンファレンス

明日あなたの臨床は変わる

監修：山中克郎（諏訪中央病院院長補佐）
編集：若林禎正（諏訪中央病院循環器内科部長）

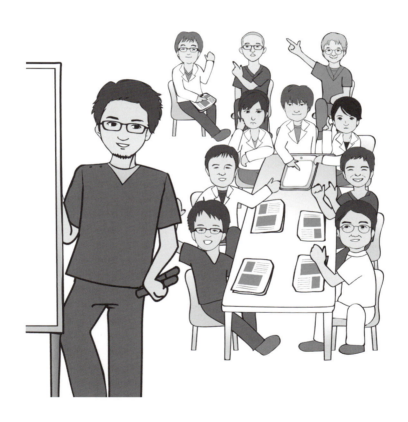

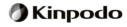

―― 編集・執筆者 ――

　　監　　修　　　山中　克郎　　　諏訪中央病院院長補佐

　　編　　集　　　若林　禎正　　　諏訪中央病院循環器内科部長

## 執筆者 (五十音順)

小澤　廣記　　　諏訪中央病院総合診療科
小澤　労　　　　栃木医療センター内科
小平のり子　　　諏訪中央病院総合診療科
柴﨑　俊一　　　ひたちなか総合病院救急総合内科
玉井　道裕　　　諏訪中央病院総合診療科
水間　悟氏　　　諏訪中央病院総合診療科

# 序文

　「研修医は育てるんじゃないんだ．育つんだ」
数年前，当時の院長に言われた言葉です．諏訪中央病院では，全国から初期研修医，専攻医があつまり，日々，切磋琢磨しています．各学年約5名程度の5学年（初期研修医2年＋専攻医3年）が屋根瓦方式の教育により仲良く研修している光景は，大学時代の部活動を思わせます．

　諏訪中央病院では，毎日「昼カンファレンス」という症例検討会が行われます．若手医師たちが弁当を食べながら，症例検討をします．内科指導医や高学年の専攻医が順番に司会者を務め，若手医師が経験症例を1例提示し，症状や基本的身体所見からの鑑別診断を中心にディスカッションを進めていきます．このカンファレンスは笑いと感動が絶えません．皆が真剣に，時に冗談を言ったり，失敗談を語ったり，指導医から名言が飛び出したりしながら症例が論じられていきます．

　それ以外にもミニカンファレンスが院内で絶えず行われます．誰かが貴重な症例を経験すると，研修医室で語りだす．すると廊下で先輩につかまり，レクチャーを受けるのです．数日以内に若手のほとんどがその症例の疾患に詳しくなっています．「○○先生のあの症例でしょ．」「なにそれ，教えて．」そんな声が絶えず聞こえてきます．同じ疾患に出会えば，皆がその疾患の専門家気取りで一発診断！　という光景がしばしば見られます．

　繰り返される症例ディスカッションの中で，エビデンスに基づいた臨床経験による共通基盤が形成され，集団としての臨床能力が上がっていきます．そういう楽しい雰囲気を求めて若い医師が全国から集まり，毎年新しい風が吹きます．そこに全国から招聘する院外講師が別の文化を持ち込んでくれます．

　総合診療部の佐藤泰吾医師は，当院の若い医師や院外講師が出入りしている様子について，司馬遼太郎が著書「胡蝶の夢」で当時の長崎を描写した一説を思わせると言います．

　　「蘭人や唐人と言う異質の文化を持ち込んでいる連中が仮に居住していて，かれら
　　が貿易に従事しているというだけで，なにやら地球を吹いている風がここにも吹
　　いているという感じがしてしまう」　　　　　　　　　　（胡蝶の夢　司馬遼太郎）

　私たち指導医はこの環境を必ずしも計画的に作ってきたわけではありません．13年前に研修医を病院に受け入れる決断をされた濱口實院長，その後に赴任し，昼カンファレンスを始め，若手指導を続けてきた佐藤泰吾医師の功績は大きいと思います．しかし，院長は言いました．「育てるんじゃない．育つんだ」．実際，若い医師たちは，お互いに刺激を受けながら，我々指導医の想像を超えて成長していきます．

私が10年前に諏訪中央病院に赴任し目の当たりにしてきたこの光景は，数年後には違ったものになっているかもしれない貴重なものなのではないだろうか．そんな思いから，この本を作りたいと考えました．未熟な若者ががむしゃらに過ごす研修の場で繰り広げられる症例カンファレンスが，読者の皆さんの心に響くことを期待します．

平成29年6月吉日

諏訪中央病院 循環器内科部長
若林 禎正

## 本書の内容と目的

　本書は医学生と若手医師（初期研修医，専攻医）のみなさんに，教科書等の学習では身に着けることが難しい実践的な臨床力を磨いていただくことを目的としています．

　そのため，本書ではポイントを整理した内容ではなく，若手医師たちが悩み，時に間違え，互いに学びながら診断にたどり着いていく「臨床現場の教育的な議論」をなるべく忠実に再現しています．

　約20名が参加するカンファレンスを，登場人物を限定して再現するなどの変更はありますが，諏訪中央病院の若手医師たちが，「そう，そう，この症例の時はこんなふうに議論がすすんでいったね」というリアルな内容になっています．

　経験年数と知識が異なる個性的な若手医師たちが活発に発言しあって議論を進めていく様子を臨場感をもって感じ取っていただけるよう，登場人物の簡単な紹介がついています．

　実際の議論における表現を，最小限の解説のみで記述しているので，突然略語が登場し，わかりにくく感じられる部分もあるかもしれませんが，カンファレンスに飛び込んだつもりで読み進めていただけると嬉しいです．

　本書が，読者の明日の臨床力になること，そして臨床現場で教育的なカンファレンスを作って行く原動力になることを心から願っています．

## 監修のことば

　若林禎正先生から依頼があり監修のことばを書き始めたのですが，実は私，監修など全くやっていないことに気がつきました．ベテラン医師が口をはさむより若手医師達に自由に任せておいた方が，より実践的で質の高い症例集ができるに相違ないのです．

　諏訪中央病院は東京から特急で2時間，名古屋からは車で2時間半の距離にあります．こんな田舎の病院にやってくる医者はどこか変わっています．歴代院長もユニークです．東大安田講堂事件で全共闘防衛隊長として機動隊の突撃を受けながら最後まで闘った今井澄先生，チェルノブイリ原子力発電所被曝事故の患者治療やISから迫害を受けたイラク難民への医療支援を続ける鎌田實先生，教育こそ地方病院にとって最重要課題と人材育成に努めた濱口實先生がいます．

　当院の医師達は世の中の常識に挑戦する武闘派と言えるかもしれません．院長の指示通りには決して動きません．若い職員が時代のニーズを感じ先進的なアイデアを提示します．他の職員が「それ面白いね．やろう」と同調し，院長に許可を求めるという具合に計画が進むのです．

　充実した若手医師教育は佐藤泰吾先生が，あの伝説の舞鶴市民病院から諏訪中央病院に赴任したときから始まりました．約10年前のことです．「八ヶ岳の裾野のように幅広い臨床力を持つ医師を育てる」がモットーです．独りよがりになることがないよう，多くの院外講師に定期的に指導を受けながら，一つ一つの症例を大切に深く掘り下げ，そこから多くのことを学んでいます．そして，その学びを後輩達に丁寧に伝えていくことこそ医学教育の真髄だと私達は考えています．若林先生は若手医師達の兄貴的な存在です．

　八ヶ岳とその麓に広がる蓼科高原，車山高原の大自然を肌で感じながら，若手医師らは急性期医療のみならず在宅での慢性期医療も行おうとしています．私はこの諏訪中央病院の取り組みを広く世の中に紹介するべきだと思いました．多くの病院で，どのような教育システムを構築すればよいか分からずに困り果てている指導医や若手医師が多く存在していると思うからです．

　アパートの窓から外を眺めると，畑には黄色い菜の花が咲き乱れ，きれいに耕作された畝に野菜が行儀正しく並んでいます．この八ヶ岳にもやっと春が訪れました．水田には水がはられ田植えが始まりました．これら作物のように，当院で研修した若手医師もどんどん大きく成長することでしょう．そして，全国に旅立ち，さまざまな場所で医学教育の大花を咲かせて欲しいと思います．

走れ，走れ，全力で走れ！

平成29年5月

諏訪中央病院<br>
山中 克郎

# 目次

## 症例

| | | | |
|---|---|---|---|
| 1 | 魔法の治療 | 玉井道裕 | 2 |
| 2 | 薬剤性肝障害の診断の裏に… | 玉井道裕 | 10 |
| 3 | 掘り下げたい IM like syndrome，経過観察でいい IM like syndrome | 水間悟氏 | 18 |
| 4 | 肝膿瘍にご用心 | 柴﨑俊一 | 26 |
| 5 | その痛みは治まらず… | 小澤廣記 | 32 |
| 6 | 海外渡航後の皮疹で来院した中年女性 | 小澤 労 | 40 |
| 7 | チームワークが救命の鍵！ | 水間悟氏 | 46 |
| 8 | 降参して胃腸炎の診断？ | 小澤廣記 | 52 |
| 9 | 男だったら？ | 小澤廣記 | 58 |
| 10 | よくある主訴にご用心 | 柴﨑俊一 | 64 |
| 11 | 立つと辛いんです… | 柴﨑俊一 | 70 |
| 12 | 水疱なくても…？！ | 柴﨑俊一 | 76 |
| 13 | 雪かきがしんどいです | 小澤 労 | 82 |
| 14 | いつも心に○○を！ | 水間悟氏 | 88 |
| 15 | 総合診療医の3段階 | 水間悟氏 | 94 |
| 16 | 百聞は一見にしかず | 玉井道裕 | 102 |
| 17 | 片頭痛の先に待っていたもの | 玉井道裕 | 110 |
| 18 | 声なき声を聞く | 小平のり子 | 118 |
| 19 | プレドニゾロン 0.5 mg の意味 | 小澤 労 | 124 |
| 20 | 頸が痛くて口が開かなくなった | 小平のり子 | 130 |

## 監修者よりメッセージ

- ベテランになってももっと成長したい　　山中克郎　　45

## コラム

- 育休のすゝめ　　玉井道裕　　9
- 田舎での研修はストレスを緩和？！　　柴﨑俊一　　39
- 人の成長って美しい　　小平のり子　　123

索 引　　136

## 本書の登場人物紹介

山中 克郎

若者から貪欲に学ぶ，野獣系おじさん総合内科医

佐藤 泰吾：指導医 ST

名言とダジャレが飛び出すスーパー総合診療医

若林 禎正

豊富な知識を持つ循環器内科医＆家庭医．皆を先導して新しいことに常にチャレンジしていく．

小平 のり子：後期研修医 K
（PGY5）
可愛くて優しい熱血お姉さん

マイブームは行動変容♥．
「禁煙しましょう」

柴﨑 俊一：後期研修医 S
（PGY5）
いつも理論的な天才肌

諏訪中で研修し，腎臓と透析の専門医を取得．現在は総合内科に転向し，茨城の市中病院で奮闘中．モットーは患者へ"最大限"の医療貢献！

玉井 道裕：後期研修医 T
（PGY5）
iPadを用いたミニレクチャーが評判のお兄さん

育児も仕事も全力投球！ でも，妻には頭があがりません．

水間 悟氏：後期研修医 M
（PGY3）
熱く語りたがる，がむしゃら若手医師

美人の奥様との幸せな生活のため体も成長を続け，入職時の白衣が着れなくなってしまった．

小澤 廣記：後期研修医 OH
（PGY3）
イケメンでスマートな若手のリーダー

酔っ払うと，イケメンもこんな風になっちゃうんですね

小澤 労：後期研修医 OR
（PGY3）
臨床を楽しむプレゼンの天才

いつも真摯に笑顔で仕事をこなす，長身のムードメーカー．現在は東京で病棟で働く家庭医として勤務．

本多 純太：初期研修医 H
（PGY1）

研修医は明るく元気が一番．元気と勢いは誰にも負けない．時にある失敗はご愛嬌．

山岡 裕香莉：初期研修医 Y
（PGY1）

優秀で努力家な研修医．的確な発言が一目置かれている．料理も得意なお嬢様．

# 魔法の治療

症例1

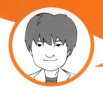

腹痛診療は丁寧な問診と診察が重要！

## 出席者

後期研修医 T（司会）

後期研修医 M

初期研修医 H

### 症例呈示 ① 病歴

　生来健康な中学3年生の15歳男性が，夕方の救急外来に腹痛を主訴に来院した．
　1週間前まではいつもと変わらず元気であった．1週間前から特に誘因なく，右下腹部に間欠的な痛みが出現していたが，我慢できる程度であり，病院受診はしていなかった．食欲はあり，嘔吐・下痢，発熱，血便といった随伴症状はみられない．来院当日，サッカーの試合があった．しかし，試合中，右下腹部痛が徐々に増強し，走ったり，スローインの度に激痛（PS 8/10：10/10 が Max の痛み）となり，座り込んでしまうほどの痛みになった．試合後，母親に連れられて救急外来を受診した．入室する際は苦痛の表情を浮かべており，腰を曲げてそろりそろりと歩いていた．右下腹部は歩くと響いて痛みが出現する．波がある痛みで，じっとしていればPS 3/10程度．腹痛以外には下痢，吐き気，食欲低下，発熱，血便はみられない．海外渡航歴はなく，周囲に同様の症状の人もいない．最近の牛肉，豚肉，鶏肉，卵の摂取もない．特記すべき既往はなく，腹部手術歴もない．常用薬の服用はなく，喫煙・アルコールの摂取はなく，アレルギー歴もない．

## Discussion ①

**後期T（司会）**：生来健康な15歳男性の右下腹部痛ですね．ここまで聞いてどんな鑑別疾患が浮かびますか？

**初期H**：アッペだと思います．右下腹部の痛みがあり，アッペで間違いないと思います．

**後期M**：僕も年齢が若くて，それまで健康だったほうなので，まずは虫垂炎を考えるべきだと思います．歩いて響くというのが，腹膜刺激徴候と考えると，腹膜炎を起こしている可能性があり，やはり虫垂炎が最も考えやすいように思えます．他には食事摂取歴ははっきりしませんが，回盲部炎をきたすエルシニア，カンピロバ

クターといった感染性腸炎も考えます．ちょっと若い気もしますが，場所からいうと憩室炎も鑑別です．

**後期T（司会）**：そうだね．ではこの病歴で虫垂炎っぽくないところはあるかな．

**初期H**：発熱がないことですか？

**後期T（司会）**：発熱は虫垂炎の症状の最後にくると言われています．それに発熱がない虫垂炎はあってもいいよ．虫垂炎は症状が出現してくる順番が重要です．まず心窩部か臍周囲の痛みが出て，その数時間後に吐き気，嘔吐，食欲低下が出てくる．さらに時間がたつと，痛みが右下腹部に移動してくる．この頃には腹膜炎を起こしているので歩行の振動で響いて痛みが出る．そして，熱が出てくる．これらの症状が半日から2日くらいの期間で出現するのが，典型的な虫垂炎のプレゼンテーションです．Cope先生は嘔吐が痛みの前に出ることは極めてまれで，その場合は虫垂炎以外の疾患を考えると述べているね[1]．

**後期M**：この症例は右下腹部痛以外に症状は乏しいようです．腹痛が右下腹部に1週間続いているのも変ですし，虫垂炎の典型的なプレゼンテーションではないように感じますが，それだけで虫垂炎は除外してもよいのでしょうか．

**後期T（司会）**：虫垂炎の除外は非常に難しい．典型的なプレゼンテーションを呈するのは，50%もないと言われています[2]．虫垂が存在する位置で症状が異なり，非典型的な症状を呈することがある．また虫垂内腔を塞いでいたリンパ組織や糞石が解除されれば，治療せずともそのままよくなることもあり，spontaneously resolving appendicitis といいます．虫垂が穿孔したとしても限局性の膿瘍を形成した場合は，症状が持続することもある．まだ虫垂炎の除外は早すぎるね．身体所見をみてみようか．

---

 **② 身体所見**

バイタルは血圧 120/65 mmHg，脈 100 回/分，体温 37.1℃，$SpO_2$ 98%（ambient air）
右下腹部を抑えながら，腰をかがめてそろりそろりと入室．腹部は平坦で，マックバーネー点付近に圧痛があり，苦痛で顔がゆがむ．右下腹部に筋性防御あり，Tapping pain あり．咳反射，踵落とし試験は陽性．Psoas 徴候，Rovsing 徴候，Rosenstein 徴候は陰性．下肢に皮疹はみられない．

---

## Discussion ②

**後期T（司会）**：いかにも虫垂炎らしい所見が揃っているね．ところで，皆はどんなところに注目して腹部の診察をしていますか．

**初期H**：腹膜刺激徴候の有無です！

**後期T（司会）**：確かに重要だね．もう少し詳しく言うと，解剖・臓器を意識することです．痛みの原因が，腹膜より上にあるのか，腹膜にあるのか，腹膜より下（腹腔内）にあるのか．腹部の診察は平面だけでなく，深さにも注目しながら，診察することが大事だよ．虫垂炎の身体所見はたくさんあるけれど，大丈夫かな．

**初期H**：はい！　マックバーネーの圧痛点です．

後期T（司会）：そうですね．それはとても有名ですが，虫垂炎の身体所見の本質ではありません．結局は虫垂炎というのは，あくまで虫垂を押したら痛いものです．丹念に診察すれば，本当に痛い部分は指1本分の幅といわれています．虫垂が存在する場所が人それぞれなので，前方にあれば，腹壁に炎症が波及し，腹膜刺激徴候がみられる．後方にあれば，腹膜刺激徴候は出にくく，直腸診やpsoas徴候が陽性になるかもしれない．だからこそ，非典型的な虫垂炎を探すために，多くの身体所見があるのです．虫垂がどこに伸びているのかをイメージして診察することが重要ですね．

後期M：この症例は腹膜刺激徴候が陽性で，虫垂炎の身体所見が多くみられています．虫垂炎を念頭にCT検査や血液検査を進めていきたいと思います．ちなみに，下肢の皮疹を確認しているのはどうしてですか．

後期T（司会）：成人の場合はまれだけど，小児の腹痛はヘノッホ・シェーライン紫斑病による腹痛のことがあるからです．腹痛が皮疹に先行することもあるので，あの診察の時点では皮疹はなかったと自信をもって言えるように，小児の腹痛の場合は必ず確認したほうがいいですね．

### 症例呈示 ③ 血液検査

血液検査ではWBC 10,600，好中球75％，CRP 0.02であった．肝機能，腎機能，電解質，糖は異常なし．Alvarado score 6点であったが，虫垂炎疑いにて造影CT検査施行．CT上は虫垂の腫大や壁肥厚，糞石，周囲の炎症所見みられず，腹痛の原因となるような病変はみられなかった．

## Discussion ③

初期H：アルバラドスコア？　って何ですか．

後期T（司会）：病歴と身体所見，血液検査から虫垂炎かどうかを判断するスコアです（表1）．7点以上で強く虫垂炎を疑うとされています．ですがこのスコアは，診断には不向きとされており，除外に使ったほうがよいと考えられています．4点未満の場合は虫垂炎の可能性は低く，余計な画像検査は必要ありません[3]．

今回はAlvarado score 6点であり，虫垂炎の除外は困難であり，CTが施行されましたが，画像上，虫垂炎はなさそうです．虫垂炎は除外してもよいですか．

初期H：病歴と身体所見上は虫垂炎が疑われましたが，CTで所見がないようなので，虫垂炎は否定的で除外してもいいと思います！　残念です！

後期T（司会）：虫垂炎は病歴と身体所見，血液検査から疑うことはできますが，除外はできません．発熱がない，腹膜刺激徴候がない，白血球が上がっていないだけでは除外は不可能です．さらにいうと今回のように病歴と身体所見から，虫垂炎

表1　Alvarado score（MANTRELS score）

| | |
|---|---|
| 心窩部，臍周囲部から右下腹部へ移動 | 1点 |
| 食欲不振 | 1点 |
| 吐き気，嘔吐 | 1点 |
| 右下腹部痛 | 2点 |
| 反跳痛 | 1点 |
| 発熱＞37.3度 | 1点 |
| WBC＞10,000/μl | 2点 |
| 白血球の左方移動，好中球＞75％ | 1点 |

と診断した場合は，USやCTにて腫大した虫垂がなかっただけでは除外できません．他の疾患が判明しない限り，虫垂炎の診断を覆してはいけないと言われています[4]．なので，本症例はまだ虫垂炎を捨てきれていません．では今後の対応はどうすればよいでしょうか．

初期H：CTで虫垂炎がなければ，虫垂炎ではないと思っていました．反省です．でも，自分一人だったら，読影に自信がないので，外科の先生を呼んで診察と読影を一緒にしてもらいたいです．

後期M：やはり若年者の腹膜刺激徴候を伴う右下腹部痛なので，虫垂炎が最も疑われますので，経過観察目的に入院としたいです．

後期T（司会）：どちらも重要な意見ですね．ここで一番やってはいけないことは，胃腸炎というゴミ箱診断をつけることです．胃腸炎疑いとは，カルテに書かないほうが良いです．なぜなら後から見た人が，この人は胃腸炎か，とバイアスがかかった状態でみてしまうためです．そのため，原因不明の右下腹部痛と書くべきです．

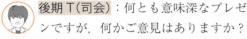

## 症例呈示 ④ 入院後経過

その後，消化器外科Drにコンサルトし，現時点では虫垂炎の可能性は否定できないとのことで，経過観察目的に入院となった．翌日には右下腹部痛はかなり軽減されており，じっとしていれば，痛みはなくなっていた．しかし腹筋を使うとまだ痛みが誘発された．身体所見上，右下腹部に指1本で示せる圧痛点は残存し，踵落とし試験ではまだ右下腹部に痛みが生じた．食欲低下や発熱，下痢はなく，新たな随伴症状の出現はみられなかった．血液検査ではWBC 5690，好中球54％，CRP 0.06と炎症反応上昇は認めなかった．この時点で主治医はある疾患を思いつき，追加で身体所見を行った．

## Discussion ④

後期T（司会）：何とも意味深なプレゼンですが，何かご意見はありますか？

初期H：まだ右下腹部に痛みが残っているので，虫垂炎は否定できないと思います．でも白血球が下がって，症状もよくなっているので，一時的に糞石が虫垂に詰まっただけなのでしょうか．または腸重積やヘルニアがあったけど解除されてしまっただけ？　それとも便秘や過敏性腸症候群？　何だかどれもパッとしません．

後期M：一番最初から気になっていたのですが，やたら腹筋を使うと痛みが出ています．最初は腹膜刺激徴候に引っ張られてしまいましたが，これは病歴のカーネット徴候をみているのではないでしょうか．腹膜よりも上に痛みがある気がします．なので，とるべき身体所見はカーネット徴候だと思います．

後期T（司会）：その通り！　身体所見の所でも少し言いましたが，解剖を意識することは非常に重要です．痛みの原因が腹膜よりも上の問題か，下に問題があるかを常に考えて診察しましょう．カーネット徴候は腹痛の原因が腹壁か腹腔内かを判別するための診察方法で，とても有用です．臥位になり両腕を前胸部でクロスし，頭や両肩がベッドから浮くように腹壁に力を入れた状態で腹部圧痛の変化を調べます．腹腔内由来の痛みなら腹壁筋肉の緊張のために痛みが減弱し，腹壁由来の痛みならば痛みは変化がないか増強します（カーネット徴候陽性）．

### 症例呈示 ⑤ 診断へ

結局，本症例はカーネット徴候陽性であり，Pinch テストも陽性であった．そのため，ACNES (anterior cutaneous nerve entrapment syndrome) を疑い，最強の圧痛点部位の皮下に 1％キシロカイン 3ml の局所麻酔を行った．その後，腹痛は消失し，患者は驚いた様子であった．そのため，ACNES と診断し，退院となった．退院後は腹痛の再発は認めていない．

### 最終診断

ACNES（anterior cutaneous nerve entrapment syndrome）

### 解説

今回の症例は 1 週間前からの間欠的な腹痛を呈しており，期間としては短いが，繰り返す腹部疝痛とも考えられる．急性腹症診療ガイドライン 2015 には「繰り返す腹部疝痛の原因」として以下のように記載されている（表2）[6]．

表2　繰り返す腹部疝痛

| | | |
|---|---|---|
| ①過敏性腸症候群 | ⑧鎌状赤血球症，血症版増多症 | ⑮鉛中毒 |
| ②機能性腹痛症候群 | ⑨急性副腎不全 | ⑯副脾捻転 |
| ③腹部アンギーナ | ⑩血管性浮腫 | ⑰大網捻転 |
| ④好酸球性胃腸炎 | ⑪食物アレルギー | ⑱緑内障発作 |
| ⑤ ACNES | ⑫甲状腺ストーム | ⑲急性間欠性ポルフィリア |
| ⑥腹性てんかん | ⑬高カルシウム血症 | |
| ⑦腹性片頭痛 | ⑭家族性地中海熱 | |

その中にも ACNES は含まれている．慢性腹痛の 1～3 割は腹壁由来とされており，その代表が ACNES である．ACNES の A は abdominal の場合と anterior の場合があるが，どちらも同じ疾患である．ACNES は Th7-12 の末梢神経が筋鞘を貫く部位（腹直筋の外縁付近）で絞扼され，神経の虚血をきたし疼痛を起こすと考えられている．手術，外傷，肥満，きついベルト，洋服，妊娠が誘因となる．30～50 歳に好発するが，小児も大人と同じくらい起こり得る[7]．小児の慢性腹痛の 8 人に 1 人が，ACNES であったという報告例もある[8]．恐らく診断されていない症例が多く，正確な統計は難しいと思われる．筆者はこの疾患を知るまで，5 年間で 1 例も診断したことはなかったが，この疾患を知ってから半年間ですでに 3 例経験している．疑って診察してみると，とても多いことが実感される．

ACNES は急性と慢性で若干プレゼンテーションが異なる（表3）．急性で激しい腹痛を訴え

表3　ACNES の急性と慢性の比較

| 急性 | 慢性 |
|---|---|
| 若年者，活動的な人 | 高齢者 |
| 限局的で焼けるような痛み<br>刺すような痛み | 数か月から時に数年間つづく，47 年間続いたという報告もある |
| 夜間に痛みが出ることが多い | 重篤な疾患ではないかという不安が強い |
| 体をひねったり，座ったりすると悪化 | 抗うつ薬が処方されている症例もある |

て救急外来にくるような人は，若年者に多い．体をひねったり，腹圧をかけるような運動で悪化する．右下腹部に多くみられることから，虫垂炎の誤診例が多く，虫垂切除されて虫垂炎がみられなかった場合には，この疾患の可能性がある[9]．

慢性化した場合は原因不明の腹痛となり，ドクターショッピングを繰り返したり，頻回のCT，上部下部消化管検査を施行されていることがある．不安やうつが合併していると考えられ，抗うつ薬が処方されていることもある．手術後に，きれいに治癒したはずの手術部位の疼痛を長年訴える方の中にもACNESが少なからず紛れ込んでいると思われる．

病歴と身体所見で重要なことは，咳や腹圧のかかる動作や特定の体位（座る，ひねる）で痛みが増悪することである．咳で悪化するため，腹膜刺激徴候と間違えることがある．それ以外にも疼痛部位を2cm程度で明確に示すことができ，圧痛点が限局していることや腹壁の緊張をとるため，前かがみの姿勢をとることがあり，これらの所見は虫垂炎を想起してしまう．そのため，虫垂炎との鑑別のためには，カーネット徴候，pinch testが有用である．疼痛部位にアロディニアや温痛覚低下がみられることもある（表4）．

**表4 ACNESの虫垂炎との鑑別**

| 虫垂炎とACNESで診られる所見 | ACNESのみで診られる所見 |
|---|---|
| 咳反射陽性 | カーネット徴候陽性 |
| 前かがみの姿勢 | Pinch test 陽性* |
| 右下腹部に限局した圧痛点 | アロディニア，温痛覚低下 |

*Pinch test：皮下脂肪ごと親指と人差し指でつまむと，痛みの部分の感覚が落ちている

以上のように急性の場合は虫垂炎との鑑別が重要であり，慢性の場合はこの疾患を想起できるかが重要になる．ACNESは腹痛以外に症状が乏しいのも特徴的である．

局所麻酔の皮下注射が治療だけでなく診断にも有用である．最強の圧痛点がある部位の皮下組織に局所麻酔を行うだけで疼痛が消失するのが，典型的といわれる．1度の麻酔注射で91％の症例で50％以上の疼痛改善を認めたという報告もある[10]．

この疾患は治療が可能なため，知っておくと救急外来で重宝する．典型例では診断も難しくはない．原因不明の腹痛がたった一度の注射で治るため，患者さんに大変喜ばれることも多い．あれだけ痛かったのに，痛みが消えてしまいました．まるで魔法のようですと．

## 参考文献

1) Silen W：急性腹症の早期診断. 小関一英（監訳）：第2版, メディカルサイエンスインターナショナル, pp53-60, 2013.
2) Petroianu A: Diagnosis of acute appendicitis. Int J Surg 10: 115-119, 2012.
3) David R, et al: Acute appendicitis-appendectomy or the "Antibiotics First" strategy. N Engl J Med 372: 1937-1943, 2015.
4) 窪田忠夫：ブラッシュアップ急性腹症. 中外医外社, pp16-21, 2014.
5) van Assen T: Incidence of abdominal pain due to the anterior cutaneous nerve entrapment syndrome in an emergency department. Scand J Trauma Resusc Emerg Med 23: 19, 2015.
6) 急性腹症診療ガイドライン編集委員会：急性腹症診療ガイドライン 2015. 医学書院, pp149-153, 2015.
7) Boelens OB, et al: Management of anterior cutaneous nerve entrapment syndrome in a cohort of 139 patients. Ann Surg 254: 1054-1058, 2011.
8) Siawash M, et al: Prevalence of anterior cutaneous nerve entrapment syndrome in a pediatric population with chronic abdominal pain. J Pediatr Gastroenterol Nutr 62: 399-402, 2016.
9) William V: Abdominal cutaneous nerve entrapment. The Permanente Journal 6: 20-27, 2002.
10) Suleiman S, Johnston DE: The abdominal wall: an overlooked source of pain. Am Fam Physician. 64: 431-438, 2001.

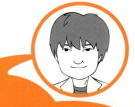

## Clinical pearl

★腹部の診察は深さを意識して行う
★カーネット徴候を覚えておこう
★原因不明の腹痛患者の中には，ACNES の人がいる

（玉井道裕）

**コラム**

# 育休のすゝめ

 玉井 道裕

　私は昨年，3か月間の育児休暇をいただけた．職場の理解もありとても感謝している．
　人生でこんなに長い間，仕事も勉強もしなくても，怒られない機会はなかったであろう．医者は休暇をとると心のどこかで，患者さんのことや休みの後のことを考えてしまう生き物だと思う．だが，これほどの長期の休みになると，医者という業務から完全に開放され，自分－医者＝何者？という式が成り立ち，自分の中の新しい自分を見つけることができた．このまま一生医者をしていたら，決して見つからなかった自分だと思う．

　育休は「自分のため」，「娘のため」，そして「妻のため」にとらせてもらった．
　「自分のため」というのは，完全に自己満足である．読みたかった漫画や小説を読んだり，娘の絵を書いたり，日曜大工をしたり，日帰り温泉に行ったりと多岐にわたる．ちなみに諏訪地域は老舗の温泉宿が非常に多く，観光客もたくさん来る．育休中に近隣の日帰り温泉は概ね制覇した．もちろん，娘も一緒に連れて行った．育休中に娘が肺炎疑いになり，レジオネラではないかと疑われ，抗生剤を飲ませるか妻と議論になったが，幸い自然軽快した．
　「娘のため」というのは，これから先，私が医者という仕事を続ける以上，普段娘と一緒にいる時間はそれほど多くとれる訳ではない．だから長い時間一緒に過ごす期間が欲しいと思ったからである．母親が語る言葉と父親の語る言葉は違うので，父親の存在意義は絶対にあると信じている．だが，父親は母乳をあげることはできないし，父親として何をしていいか分からないということを耳にする．私は特別なことをする必要はなく，ただ子供の安全を保障し，自由に遊ばせるだけで良いと思っている．それでも子供は敏感に感じ取り，親の緊張や仕草，他人との関わりをこっそりみて，真似していく．だから，育児をしなければならない！と深く考えずに，ただ一緒にいるだけで，子供は勝手に成長していく．何かをするということが重要なのではなく，一緒に過ごすという時間が大事なのだと思う．
　「妻のため」というのは，妻も同業者であり，忙しいからである．簡単にいうと家事の負担を軽くしてあげたかったということだ．育休中は洗濯や掃除，食器洗い，料理，弁当作りなどは私がやっていた．やってみると主婦が普段どんな気持ちで生活しているかを体験できて，とてもよかった．夕方4時頃になるとどんな夕食にしようか考えるようになるし，冷蔵庫の中の食材をイメージして，賞味期限のせまったものから消費しようと考えるようになる．普段，自分は妻に感謝の気持ちを伝えていなかったが，妻はしっかり感謝の気持ちを私に伝えてきたので反省した．

　育休は新しい自分を見つけることができ，子供はパパになついてくれるし，ママも助かり，家族全員が happy になる．当たり前のように男性が育休をとれる世の中になればいいなあと思う．

症例2

# 薬剤性肝障害の診断の裏に…

病歴も大事だけど，検査も大事！

## 出席者

 後期研修医 T（司会）
 指導医 ST
 初期研修医 Y
 初期研修医 H
 後期研修医 M

## 症例呈示 ① 病歴

18年前から関節リウマチと診断され，6年前からMTX（リウマトレックス®）導入となり，現在はMTXとBUC（リマチル®）を内服している68歳女性が，原因不明の肝胆道系酵素上昇の精査目的に入院となった．

入院の8か月前が最後の定期外来であり，リウマトレックス®12 mg/週，リマチル®100 mg/日で関節リウマチのコントロールは良好であった．入院3か月前の外来には家庭の事情で外来受診できなかった．そのため，入院の3か月前からリウマトレックス®，リマチル®は服用できておらず，疼痛時はロキソニン頓用（1〜2回/日）で対応していた．

入院4日前，関節痛が悪化してきたことを主訴に内科受診．36.3℃と発熱はなし．身体所見上，咽頭発赤なし，頸部リンパ節触知せず，心雑音なし，呼吸音は清．左手関節，両側MCP，PIPに多数腫脹，圧痛関節を認めた．腹部は平坦，軟で圧痛なく，マーフィー徴候陰性．肝腫大はなく，肝叩打痛も陰性であった．鼠径，腹部にじん麻疹様の紅斑を認めた（紅斑は昨日に山芋を食べたからという本人の解釈であった）．

血液検査にてAST 289，ALT 286，ALP 675，γGTP 120と肝胆道系酵素が上昇していた．電解質，腎機能，血算，凝固は以前と著変なく，正常値であった．炎症反応は前回と同様，CRPは1であった．腹部単純CTが撮影され，肝内門脈周囲浮腫（periportal collar）がみられた．胆石や胆嚢炎の所見はなく，肝内胆管の拡張や明らかな閉塞起点はみられなかった．

内服薬はロキソニン®のみであり，ロキソニン®による薬剤性の肝障害の可能性を考え，ロキソニン®は中止とし，4日後に外来フォローとした．

4日後の外来での血液検査にてAST 389，ALT 523，ALP 722，γGTP 189とさらに上昇を認めたため，精査目的に入院となった．

ROSとして，咽頭痛，腹痛，倦怠感，濃い尿，寝汗，体重減少，下痢，嘔吐，食欲低下，発

熱，血便，頭痛はみられていない．海外渡航歴はなく，周囲に同様の症状の人もいない．最近の生の豚肉，鶏肉，鹿，猪，牡蠣の摂取もない．関節リウマチ以外に特記すべき既往はなく，輸血歴もない．サプリメントや漢方薬の使用はなく，違法ドラッグ・喫煙・アルコールの摂取はない．アレルギー歴もない．仕事は精密機械を組み立てる工場で働いている．

## Discussion ①

**後期T（司会）**：長年，MTX：メトトレキサセート（リウマトレックス®）とBUC：ブシラミン（リマチル®）で治療されてきた関節リウマチ患者さんの肝胆道系酵素上昇ですね．この時点で一番気になる点はなんですか？

**初期H**：ロキソニンを飲んでいるので，薬剤性の肝障害を一番に疑います．それ以外は，考えられません．

**後期T（司会）**：…うーん．そうかもしれないけど．他にはどうですか？

**初期Y**：まずこの肝胆道系酵素がいつから上昇してきたのかが気になります．急性にきたものか，慢性にきたものか．おそらく，前回外来時点では正常であり，急性のものとして考えたいです．急性に出現したとすると，炎症性の病変を疑います．細菌感染に伴う胆管炎や肝膿瘍は否定したいです．でも症状がないのが，あわない気がします．

**後期T（司会）**：いいですね．他にはどうですか？

**後期M**：病歴上は3か月前からMTXの服用はないということになっていますが，本当に最後に飲んだのがいつかはわからないので，MTXとBUCによる薬剤性肝障害も否定はできないと思います．でも一番気になるのは，この方のB型肝炎ウイルスマーカーです．もし，以前にB型肝炎ウイルスマーカーが陽性であれば，de novo B型肝炎を考慮しなければなりません．

**後期T（司会）**：その通り！ MTXを開始する前には最低限，肝胆道系酵素やHBs抗原，HCV抗体を測定しておかなければならない．そしてHBs抗原が陰性だとしても，HBc抗体およびHBs抗体を測定し，どちらかが陽性のHBV既往感染者であれば，HBV-RNAの測定が必要です[1]．Pit fallとして，何年も前からMTXが導入されている症例や他の先生から引き継いだ症例の場合，肝炎ウイルスマーカーのチェックが漏れている時があります．そのような症例をみたら，必ず上記の検査を行うことが重要です．もしRNAが検出された場合は肝臓専門医と相談し，MTX継続の是非の検討や抗ウイルス薬の投与を開始しなければなりません．理由は言ってくれた通り，de novo B型肝炎が心配だからです．

**初期H**：何ですか，そのフランス語みたいな肝炎は？

**後期T（司会）**：de novoはラテン語で，あらためて，再び始まるという意味だよ．眠っていたB型肝炎ウイルスが免疫学的均衡の破綻から，再活性化して肝炎を起こし，劇症化することが多いといわれている危険な肝炎だよ．詳しくは参考文献（1）をみてね．

**後期M**：でもMTXはすでに中止されているので，de novo肝炎の可能性は低いのではないですか？

**後期T（司会）**：そうでもありません．de novo肝炎はMTXを開始したり，増量する時は，みんな気をつけるんだけど，中止する時はうっかり忘れてしまう．

MTXを中止する時もde novo肝炎のリスクはあるんだよ[2]．

**後期M**：そうだったんですか．MTXは開始する時も，中止する時も気をつけないといけないんですね．

**後期T（司会）**：さて症例に戻ろうか．気になるB型肝炎ウイルスマーカーはどうかな？

### 症例呈示 ② 検査所見

入院後，再度取り直した身体所見では，やはり関節リウマチを疑わせる手，指の関節炎以外に特記事項なし．指や眼瞼結膜に塞栓徴候なし．新たな心雑音なく，下腿浮腫なし．入院時みられていた皮疹は消失していた．

追加の検査所見では，HBs抗体陰性，HBc抗体陰性，Hbs抗原陰性，HCV抗体陰性
抗核抗体 40倍（HOMOGE, SPECKL），抗SSA/Ro抗体 19.7（陽性）．抗体ミトコンドリア抗体陰性，抗M2抗体陰性．

腹部超音波検査では，肝臓の形態や内部に異常所見なし，胆管の拡張なし，胆嚢は腫大ないが，ごく少量のsludgeのみ認められた．

入院3日目の血液検査：

WBC 3700, Hb 13.4, Plt 24万, APTT 34秒, PT% 96%, PT-INR 1.02, Alb 3.8
AST 213, ALT 381, ALP 672, γGTP 176, T-bil 1.06, BUN 13, Cr 0.44, CRP 1.0

### Discussion ②

**指導医ST**：B型肝炎ウイルスマーカーは本症例ではすべて陰性でした．入院後，安静臥床にて肝胆道系酵素は改善傾向です．本人はとてもけろっとしていて，症状は関節炎のみです．皮疹も消えてしまいました．さてどうしましょうか？

**初期H**：やっぱりロキソニンが原因の薬剤性肝障害だったのではないですか．もう退院でもよいと思います．

**指導医ST**：確かにそう見えなくもないね．他に検査は必要かな？

**後期M**：PT正常で肝性脳症もないので，劇症肝炎ではなく，少し安心できます．criticalな疾患であるde novo B型肝炎も否定的です．無治療で改善しており，胆管炎も考えにくいです．画像上，肝膿瘍の可能性も低くなりました．いくつかの緊急な対応が必要な疾患は除外できましたが，見逃せない疾患である腫瘍の可能性は残ると思います．今後のデータ次第では腫瘍を念頭に置いた画像検索が必要になってくると思います．

**後期T（司会）**：そうだね．ここまでくれば，MTX服用は関係なさそうだね．関節リウマチ患者さんの肝障害の原因で頻度が多いのは薬剤性で，他は感染症，自己免疫機序，腫瘍，脂肪肝，アルコール性，その他と多岐にわたります．さらに，肝障害の原因は1つとは限らず，腫瘍が隠れていることもあり，腫瘍を否定することが重要だね．

### 症例呈示 ③ 入院後精査

原因検索目的にMRCPが施行された．胆道系の拡張はないが，下部胆管にdefectがあり，

胆泥や結石，腫瘍の可能性が否定できない所見であった．主膵管の拡張は認めず，肝内に明らかな腫瘤は指摘できず．造影 CT も施行された．乳頭部付近の下部胆管に内腔に突出する腫瘤状の構造あり．正常膵や乳頭の突出の可能性はあるが，総胆管癌の可能性は否定できない所見であった．

腫瘍マーカーは CEA 3.3 ng/ml と上昇なし，CA 19-9 は 53U/ml と軽度上昇あり．

以上の所見から，下部総胆管癌疑いにて 5 日後に ERCP が施行された．

ERCP では，乳頭部は正常で，胆管の狭窄や拡張は認めず，末端の陰影欠損は括約筋のスパズムと判断された．主膵管の異常もみられなかった．

以上より，下部胆管癌や IgG4 関連疾患の可能性は低いと考えられた．

ERCP の翌日に軽度の心窩部痛と嘔吐がみられた．AMY 上昇（1,300）がみられたため，FOY が 3 日間点滴された．心窩部痛や嘔吐はすぐに消失し，AMY は徐々に低下していった（1,300 → 1,100 → 240 → 90）．しかし，ERCP 施行の 4 日後（day 9）に急激に肝胆道系酵素が上昇（AST 520 → 1,590，ALT 527 → 1,577，ALP 630 → 772，γGTP 231 → 322，T-bil 0.86）してきた．炎症反応は CRP1.3 と横ばいで，血小板や凝固も著変なし．症状は特になく，身体所見上も入院時と変化はない（図1）．

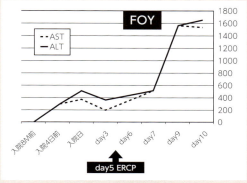

図1　肝酵素推移①

## Discussion ❸

**後期 T（司会）**：さて困りました．ERCP では癌の可能性も低くなりました．ですが ERCP 後に，肝酵素が著明に上昇してきました．胆道系酵素の上昇もありますが，肝酵素の上昇がメインですね．どうしましょうか？

**初期 H**：これは FOY による薬剤性肝障害だと思います．ロキソニンの次は，FOY に当たってしまって，とても運が悪い人です！

**後期 M**：うーん．ERCP 後だから，処置や薬がわるさしていると考えたいですが，他の原因を考えなくてもいいのかな．たとえば，急性肝炎とか…．

**後期 T（司会）**：そういえば，急性肝炎というカテゴリーでまだ議論されてこなかったね．急性肝炎というにはあまりにも症状がなくて，肝胆道系酵素が大した値でなかったというのが理由かな．急性肝炎の原因と症状は一般的にはどのようなものがあるかな？

表1　急性肝不全の原因　ABCs

| | |
|---|---|
| A | A 型肝炎ウイルス，アセトアミノフェン，アルコール，自己免疫性肝炎（Autoimmune），アデノウイルス |
| B | B 型肝炎ウイルス，バッドキアリ症候群 |
| C | C 型肝炎ウイルス，サイトメガロウイルス（CMV），Cryptogenic |
| D | D 型肝炎ウイルス，薬剤性（Drug） |
| E | E 型肝炎ウイルス，EBV |
| F | 脂肪肝（Fatty liver）：妊娠，ライ症候群 |
| G | Genetic：Wilson 病 |
| H | Hypoperfusion：虚血，敗血症，HELLP 症候群，HSV，Heat stroke Hepatectomy，Hemophagocytic lymphohistiocytosis |
| I | Infiltration by tumor |

初期H：主に肝炎ウイルスが原因の急性の肝障害です．A, B, C, D, E型肝炎ウイルスがあります．症状は黄疸や発熱，食思不振，倦怠感が出ることが多いです．

後期T（司会）：そうですね．海外では急性肝不全の覚え方として，ABCsという覚え方もあるみたいだよ．さて何か当てはまりそうなものはあるかな？

初期H：あまりどれもぱっとしませんが，劇症化に注意しながら，上記のような原因を一つずつ検索していくしかないと思います．検索できるウイルスの抗体検査を提出します．あとはもう一度，病歴に戻り，食事歴を聴取したいです．

### 症例呈示 ④ 追加検査

追加検査でHA抗体陰性，EBV，CMV，HSV，VZVは既感染パターンであった．

セルロプラスミン正常，BNPは12と正常．原因は不明であったが，幸い劇症化することなく，肝酵素は低下傾向であった．原因検索目的に16日後に肝生検が施行された．

肝生検結果は非特異的な肝炎所見であり，原因として薬剤性，ウイルス性が考えられるという所見であった．肉芽腫病変や腫瘍の所見はみられなかった．

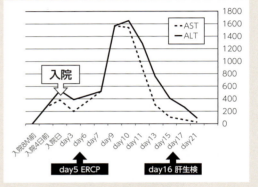

図2　肝酵素推移②

その後，経過観察のみで自然に肝胆道系酵素は正常化したため，21日後に退院となった．

### Discussion ④

後期T（司会）：肝生検まで行いましたが，原因はわかりませんでした．結局，原因は薬剤性でよかったのでしょうか．

初期H：ロキソニンとFOYによる薬剤性肝障害でいいと思います．やはり『いつも心に薬と結核』の名言は生きてますね！

後期T（司会）：確かに両方とも添付文書にも肝障害があることは記載されています．しかしFOYによる肝障害は添付文書上0.1〜1%未満となっており，そう多くはなさそうですね．他に意見がある人はいますか？

後期M：ちょっと待ってください．再度聴取した食事歴はどうでしたか？

後期T（司会）：やはり豚肉のレバーやホルモン，猪，鹿，馬肉の食事歴はありませんでした．強いて言えば，豚肉自体は好きでよく食べると言っていました．

後期M：E型肝炎は猪が有名ですが，実は豚が一番多いと聞いたことがあります．ですが，E型肝炎ウイルスは発症までの潜伏期が長くしっかり食事歴を覚えている人は少ないと思います．病歴でつめるのは，これが限界だと思います．抗体の結果はどうでしたか？

## 症例呈示 ⑤ 確定診断

退院後，提出していた IgA-HEV 抗体陽性が発覚．

日本では保険収載されているのが，IgA のみ（2011 年 10 月より保険収載）であり，保険の範囲内で検査を行うとなると，この検査に頼るしかない．E 型肝炎は 4 類感染症であり，診断してすぐに保健所への通達義務があるため，陽性の結果を受けて，保健所に連絡した．そして，血清・糞便中の RNA の検出を依頼し，genotype 3 型であることが判明した．肝酵素はその後の外来では肝酵素は正常化していた．

## 最終診断

genotype 3 による急性 E 型肝炎

## 解説 E 型肝炎

E 型肝炎の知識として，①あまり頻度は多くない（自分も見たことないし，経験した医者もそばにいない），②猪から感染する，③妊婦に感染すると危険，④慢性化しない，といった印象をお持ちではないだろうか．

E 型肝炎は 2011 年から IgA 抗体が保険収載され，報告例が急増しており，これまで多くの症例が見逃されてきた疾患である．今後，どの地域でも出会う可能性が高く，E 型肝炎の知識を新たにする必要がある．

1 つ目に頻度についてであるが，2011 年の IgA が保険収載されるまでは，年間報告例は 50 ～ 60 例であったが，2012 年からは年間 100 例を超えている．しかし患者数は正確には不明である．ある報告では，わが国の住民の約 500 万人は E 型肝炎ウイルス（HEV）の感染既往があり，年間約 12 万人が新たに HEV に感染していると推定されている．急性肝炎の患者数が年間 3 万人とすると，4％に相当する 1,200 人が E 型肝炎を発症していると想定されている[3]．

E 型肝炎がこれまであまり注目されてこなかったのは，HEV による急性肝炎はほとんどが無症状で肝障害も軽度で自然治癒することが多いためであろう．1 ～ 20％にしか症状は顕性化しないとも報告されているが，一旦黄疸などの有症状で発症した症例では，重症化（13％）や劇症化（4.3％）が多いとも言われている[4]．

またこれまでは薬剤性肝障害と診断された症例の中に，E 型肝炎が混じっていたこともわかってきた．薬剤性肝障害と診断された 3 ～ 13％は E 型肝炎であったという報告もある[5]．原因として推測されるのは，E 型肝炎は無症状のことが多いため，急性肝炎という概念で考えることができず，今回のように薬剤の中止であたかも治癒しているようにみえるため，精査されてこなかったのが現状であろう．そのため，薬剤性肝障害と診断する前には，E 型肝炎のスクリーニングをすることが，見落としを防ぐことにつながると思われる．

症状が出る場合，一般的な急性肝炎の症状（肝脾腫，腹痛，吐き気，倦怠感，黄疸）や非特異的なインフルエンザ様症状（筋痛，倦怠感，関節痛）が多い．

E 型肝炎は genotype によっても臨床像が異なり，日本でみられる 3 型，4 型の中でも 4 型の方が重症化しやすい傾向がある[6]．

肝外症状（神経症状，再生不良性貧血，関節炎，じん麻疹）が出ることが知られており，特に

神経症状には注意が必要である．ギランバレー症候群や多発神経炎，ベル麻痺，横断性脊髄炎，けいれん，失調などが報告されているが，肝炎の治癒とともに軽快する例がほとんどである．これらは3型での報告例が多い[7]．

今回の症例はじん麻疹，関節炎があり，どちらも非特異的だが，3型のHEVによる皮疹と関節炎，肝機能障害で発症した52歳女性の症例がLancetでも紹介されている[8]．

2つ目に猪や鹿から感染するという感染経路についてだが，これを語る前にもう少しgenotypeについて知る必要がある．E型肝炎のgenotypeは1-4型までであり，大きく二つに分けられる．

1-2型はおもに発展途上国で流行し，ヒトーヒト感染，水系感染，糞口感染で集団発生を起こすことがある．一方，3-4型は先進国を含む世界各地で，豚や猪，鹿などの野生生物から感染し，集団発生は起こりにくい．そのため，E型肝炎は海外渡航帰りの感染症と人獣共通感染症という二つの側面がある．輸血からのヒトーヒト感染の報告例はあるが，非常にまれであり，感染経路の検索では海外渡航歴（特に東アジア，南アジア）と食事歴の聴取が重要となる．3-4型の多くは豚肉のレバーやホルモンの非加熱料理によって感染する．そのため，猪や鹿だけでなく，多くは豚肉料理で感染していることを知る必要がある．潜伏期間が2〜8週のため，原因がつかめない例が多く，全国的には約半数は感染源が不明である[3]．

3つ目に，妊娠とE型肝炎についてであるが，これは前述したように，genotypeによって異なる．妊婦（特に妊娠後期）が感染した場合，劇症化しやすく，死亡率が高いというのは，インドからの報告が多く，主に1型の場合である．我が国の報告では2009年に初めて妊婦への3型のE型肝炎の症例報告があるが，自然軽快している[9]．

そのため，海外渡航歴のない妊婦がE型肝炎に罹患したとしても，3-4型がほとんどであり，多くは問題にならないことが多いが，慎重に経過を見る必要はあると思われる．

最後にE型肝炎の最近の問題についてであるが，3型の場合は慢性化する症例があるということである．

これまでは自然治癒し，経過は良好と考えられてきたが，免疫抑制状態にある人や化学療法中の人，臓器移植後，ステロイド内服中の人は慢性化する可能性がある．免疫が正常な人にも慢性化することもあるが，まれである．6か月以上，血中や糞便から中等度〜高度のRNAが検出され，ALT高値がみられた場合，慢性E型肝炎と考えたほうがよい[5]．

治療はガイドラインや確立されたものはなく，リバビリンやペグインターフェロンを併用して治療している症例が報告されている．しかしまずは，免疫を落としている原因の薬剤の減量を考慮することが重要である．

以上のようにE型肝炎はIgAが保険収載され簡単に診断ができるようになり，今後も増えていくことが予測される．病歴や食事歴，症状からは除外できないので，疑ったら抗体検査を行うことが診断の鍵である．正しく診断できれば，薬剤性肝障害や原因不明の肝障害といった漠然とした診断名の不安から開放され，本症例のような侵襲的な検査は不要となり，患者にも医者にもメリットがある．

## 参考文献

1) 日本リウマチ学会：B型肝炎ウイルス感染リウマチ性疾患患者への免疫抑制療法に関する提言（第4版改訂版），2014.
2) 小林浩子，他：MTXを使いこなすためには？肝障害：予防と対処法．リウマチ科 53: 136-141, 2015
3) 岡本宏明：厚生労働科学研究費補助金　肝炎等克服緊急対策研究事業「経口感染する肝炎ウイルス（A型，E型）の感染防止，遺伝的多様性，および治療に関する研究」平成21年度〜平成23年度総合研究報告書，2012.
4) 池上正，他：当施設における薬物性肝障害診断の問題点〜特にDDWJ 2004スコアリングにおけるカテゴリー1.2の設定について〜．肝臓 52; A96, 2011
5) Kamar N, et al: Hepapitis E. Lancet 379: 2477-2488, 2012.
6) Takahashi M and Okamoto H: Features of hepatitis E virus infection in humans and animals in Japan. Hepatol Res 44: 43-58, 2014.
7) Cheung MC, et al: Review of the neurological manifestations of hepatitis E infection. Ann Hepatol. 11: 618-622, 2012.
8) Al-Shukri I, et al: Rash and arthralgia caused by hepatitis E. Lancet 382: 1856, 2013.
9) 相川達也，他：本邦初の妊婦に於ける3型土着株によるE型肝炎．肝臓 50; 163-165, 2009.

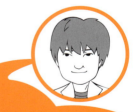

## Clinical pearl

★ 肝酵素上昇を見たら，劇症の徴候がないか注意する
★ 薬剤性肝障害と診断しそうになったら，E型肝炎を疑う
★ E型肝炎はgenotypeごとに特徴が異なる

（玉井道裕）

# 掘り下げたい IM like syndrome, 経過観察でいい IM like syndrome

**症例3**

IM like って言ってもどこまで風呂敷を広げたらいいの？

## 出席者

指導医 ST（司会）

初期研修医 H

初期研修医 Y

後期研修医 OR

後期研修医 T

後期研修医 S

### 症例呈示 ① 病歴

　生来健康な27歳女性が発熱，咽頭痛，倦怠感のため食事が摂れないとのことで近医内科より紹介となった．
　彼女は当院紹介となる2週間ほど前から肩のはる感じや倦怠感，顔のむくみ，特に眼瞼のむくみを自覚し近医（A医院）を受診しロキソニン®とミオナール®内服で経過観察となっていた．紹介の10日程前には発熱と咽頭痛も出現してきたため別の近医（B医院）を受診した．上気道炎の診断でカロナール®，ムコダイン®，オゼックス®が処方された．しかし症状は改善せず紹介の1週間前には同院（B医院）を再診した．扁桃腫大，頸部リンパ節腫脹，肝叩打痛があり，採血上は肝機能障害を認めた．セファゾリン®の点滴を受け，ジスロマック®の内服が開始となった．しかし，38℃以上の発熱が持続し倦怠感も強く，むくみがひかないため紹介の4日前にB医院を再々診した．ムコスタ®とラシックス®が追加となり経過観察となった．紹介当日に同院を予約受診したが，上記症状の改善がみられなかったため同日当院内科外来へ紹介となった．
　以前，鉄欠乏性貧血に対して一時的に鉄剤の内服をしていた時期があったとのことだったがそれ以外に特記すべき既往はなく，近医で処方された処方薬以外には現在内服はない．花粉症と猫アレルギーがある．飲酒は機会飲酒程度で，喫煙歴はない．仕事は事務職．未婚で子供はいない．ペット飼育はないが職場に野良猫がたくさん住み着いている．特記すべき家族歴はない．

### Discussion ①

 **指導医 ST（司会）**：生来健康な27歳女性の2週間の経過で持続する発熱，咽頭痛，倦怠感，顔面のむくみ．診察上はリンパ節腫脹，肝叩打痛がありそうという感じだね．まずはこの時点でどんなことを考えるか聞こうか．

 **初期 H**：はい！　風邪にしては2週間は長過ぎます！　きっと何か変な病気です！　はい！

初期Y：そうですね．風邪（ウイルス性上気道炎）というには咽頭痛以外に鼻水や咳みたいな多病巣の症状がないですし，かといって咽頭痛をメインに考えても5 killer sore throat（喉頭蓋炎，扁桃周囲膿瘍，咽後膿瘍，Ludwig angina，Lemierre症候群）を疑うような呼吸苦や口蓋垂の変位，開口障害，頸動脈に沿った圧痛なども指摘されていなさそうですし．どういう範疇で考えればいいんでしょうか….

後期OR：発熱，咽頭炎，リンパ節腫脹という3徴があって，加えて倦怠感も持続している点はいわゆるIM like syndrome（infectious mononucleosis-like illness）を考えます．EBVが原因であればIM（伝染性単核球症）でいいけど，症候として似てくるCMVやA群β溶連菌などの原因も含めて大きくIM like syndromeの範疇で考えていこうと思います．

後期T：IM like syndromeって結構鑑別が広がっちゃうんだよね（表1）[1]．鑑別を狭めるには+αの病歴や所見が必須だよね．

表1　IM like syndrome の鑑別 [1]

| | |
|---|---|
| ウイルス | HHV-6, CMV, HSV-1, HIV-1, アデノウイルス，エンテロウイルス，A型肝炎ウイルス，B型肝炎ウイルス，風疹 |
| 細菌 | A群β溶連菌，猫引っ掻き病，ジフテリア，野兎病，結核性リンパ節炎 |
| 原虫 | トキソプラズマ |
| 膠原病 | サルコイドーシス，SLE |
| 悪性腫瘍 | 悪性リンパ腫 |
| 薬剤 | カルバマゼピン，ミノサイクリン，フェニトイン |

初期Y：これを全部考えるのって大変ですね．もう少ししぼれるといいのに….

後期S：+αでしぼることになるけど，頻度の点でもしぼることはできて…たとえばアデノやエンテロみたいなウイルスはlocalな流行状況が大切だよね．これは県庁のホームページから長野県感染症情報のページへアクセスすれば週ごとにどんな感染症が流行しているかチェックできて便利だよ．外来の看護師さんも『最近は夏風邪の患者さん多いですね』なんて情報をもっていたりするから聞いてみるのも手だね．

後期T：他にもジフテリアは国立感染症研究所ホームページで確認すれば1999年に1例報告があっただけでそれ以降の報告はないし，野兎病も年間数例の報告にとどまる．

指導医ST（司会）：頻度が多いという観点からすれば一番はもちろんEBVでその次はCMVになる．EBVとCMVは臨床的には若干症状が異なる．CMV感染のほうが平均年齢がやや高い傾向にあって，発熱の期間も3週間近くと若干長くて，咽頭痛がそれほど目立たなかったりするね [2]．

そして何よりEBVやCMVが既感染パターンだった時に見落としてはいけないウイルス感染症が急性HIV感染症だね．IM likeなプレゼンで来た患者ではHIV感染のリスクを見積もる必要があるよ．性交歴があること，あれば相手が同性かどうかということをさらっと聞く．診断のためにはスクリーニング検査をし，Western blot法とHIV-PCRで確定診断をすることになる．特に急性HIV感染症の場合にはスクリーニング検査やWestern blot法で陰性であってもPCR法で陽性であれば診断となる．でもPCRは時に偽陽性のことがあるので後日スクリーニング検査やWestern blot法で陽性を確認する必要があるよ．それと最初のスクリーニングで陽性であった時も偽陽性の可能性を考慮して患者さんへの説明は慎重にするのが大事だね．

初期Y：わかりました！ 3C（Common/Critical/Curable）を意識しながら＋αの病歴聴取をしていきたいです．

初期H：きっと猫が周りにたくさんいるので猫引っ掻き病ですね．はい！

### 症例呈示 ② 追加の病歴と身体所見

彼女は猫アレルギーであり，猫に触ったり，まして引っ掻かれたりもしなかった．虫刺傷などはなく山登りなどもない．牡蠣などの海産物摂取はなく，海外渡航歴もない．季節は冬で長野県感染症情報ホームページでもエンテロウイルスなどの流行はなかった．

てんかんの既往はなく抗けいれん薬の内服はない．また，前医で処方された抗菌薬はオゼックス，セファゾリン，ジスロマック以外にはなかった．

結核の家族歴はなく，肺浸潤や肋膜などと別の名前でいわれたりもしていないようだった．

2か月前から交際する新しい彼氏がいるとのことだったが，性交歴として彼氏以外にはない．

高校生の頃に屋外での体育の授業中に一度だけ全身に皮疹が出たことがあった．また，口内炎はよく起こすようだった．関節痛やレイノー現象はない．

バイタルは体温36.6℃，血圧108/71 mmHg，脈拍107/分，呼吸数16/分．身体所見上は結膜貧血なし，眼瞼浮腫あり，蝶形紅斑なし，脱毛なし．咽頭発赤扁桃腫大あり，白苔付着あり，口腔内潰瘍なし．左後頸部リンパ節腫脹あり．呼吸音清，ラ音なし．

心音整，心雑音/摩擦音なし．トラウベ濁音．

腹部は平坦軟圧痛なし．下腿浮腫なし．

四肢関節の熱感腫脹圧痛なし．皮疹なし．NFCCなし．

### Discussion ②

後期T：この IM like の鑑別に薬剤が入っていることの意味はわかるかな？ これってかなり DIHS（薬剤性過敏症症候群）のことを意識していると思うんだよね．厚生労働省が出している重篤副作用疾患別対応マニュアルの DIHS の患者の皆様への項では何らかの薬を内服していて『高熱（38℃以上），のどの痛み，リンパ節が腫れる，全身がだるい，食欲が出ない』，皮膚の広い範囲が赤くなるなどの症状が出たら放置せずに医師や薬剤師に連絡するようにと呼びかけている[3]．

この『　』の部分は IM like の症状と重なっているよね．ただ DIHS は SJS やTEN のように重症薬疹のカテゴリーに入ってくるもので前提として皮疹があるってことと，DIHS をきたす薬剤はカルバマゼピン，フェニトイン，フェノバルビタール，ゾニサミド，DDS，サラゾスルファピリジン，メキシレチン，アロプリノール，ミノサイクリンなどの薬剤が多くて内服開始後2～6週間後に多いことが鑑別ポイントになるかな．今回の症例では内服薬に怪しいものがないし，皮疹もないので薬剤性の IM like の可能性は低いね．

後期S：指導医 ST 先生の名言に『**いつも心に薬と結核を**』っていうのがあるけど，その意味するところは，（結核は全身の臓器ほぼすべてに感染を起こすから色んな病気の対抗馬の鑑別になりうるということと）薬の副作用には色んなものがあってさまざまな症状を起こしうる可能性があるから常に鑑別から落としちゃいけな

いよっていうことだけど，もう1つは，よかれと思ってやっている医療行為が悪さをしていないかということを自分たち医療者側に戒めるための意味もあると個人的には解釈しているよ．

初期Y：光線過敏や口腔内潰瘍のような病歴はどう解釈したらいいですか？

初期H：これはSLEですね！　はい！

後期OR：ひとくちに光線過敏といっても原因は色々だよ．ただの日焼けかもしれないし．皮疹が出たという皮膚症状以外にも倦怠感や発熱，関節痛など全身症状も伴うことがよりSLEの光線過敏ぽいと思います．その他にも普段から日光を避けていたりするかどうかも聞きたいですね．

それと口内炎だって誰でも起こすよね．SLEの口腔内潰瘍は硬口蓋に起きることがあって無痛性のことが多いよ．狙って病歴と身体所見を取りたいところです．

### 症例呈示 ③ 追加の病歴と身体所見

皮疹が出たのは上記の1回きりで屋外での作業や海水浴などで長時間屋外にいても同様の皮疹が出たり，倦怠感，発熱，関節痛など全身症状が出ることはなかった．また普段から日光を避けているようなこともなかった．

また，頭部を後屈気味にし，下から覗き込むようにペンライト下に硬口蓋を観察したが潰瘍は認めなかった．

## Discussion ③

後期OR：生来健康な若年女性の亜急性経過の発熱，咽頭痛，倦怠感で診察上は咽頭炎所見に加え後頸部リンパ節腫脹があり，さらに眼瞼浮腫や脾腫を伴う点は，やっぱりEBV感染によるIMを一番に考えたいです．

指導医ST（司会）：眼瞼浮腫の鑑別は色々あるけれどこの文脈での眼瞼浮腫はEBV感染をより疑うね（表2）．

後期T：実際，日本で大学病院の総合内科外来を受診した，18歳以上でIM様の症状（発熱，咽頭痛，頸部リンパ節腫脹）があり，末梢血で異型Ly≧3%の40人を対象に原因の内訳を調べた報告ではこんな感じ[4]（表3）．ちなみにその他は麻疹，風疹，トキソプラズマ，薬剤となっているよ．

後期S：この内訳で面白いのは結核やHAV/HBV，SLEやサルコイドーシス，

表2　伝染性単核球症における症状の頻度

| 症　状 | 頻度：（　）は複数の文献における報告例の範囲 |
|---|---|
| 発熱 | 94.6%（86〜96%） |
| リンパ節腫脹 | 89.3%（91〜98%） |
| 咽頭・扁桃炎 | 73.6%（62〜97%） |
| 肝腫大 | 82.1%（50〜91%） |
| 脾腫大 | 62.5%（30〜62%） |
| 発疹 | 31.4%（25〜51%） |
| 眼瞼浮腫 | 30.4%（12〜24%） |
| 口蓋出血斑 | 12.5%（0〜20%） |

（脇口宏：EBウイルスと伝染性単核球症．ヘルペスウイルス感染症，臨床医薬研究協会，中外医学社，pp251-258，1996より）

表3　18歳以上でIM様の症状があり末梢血で異型Ly≧3%であった者40人の内訳

| 原因 | 人（%） |
|---|---|
| EBV | 17（42.5） |
| CMV | 11（27.5） |
| HHV-6 | 2（5.0） |
| パルボウイルスB19 | 2（5.0） |
| HIV-1 | 1（2.5） |
| その他 | 7（17.5） |

リンパ腫が入ってきていないというところだと思います．もちろん頻度の問題もあるけれど，発熱，咽頭炎，リンパ節腫脹という3徴がしっかりそろっていて，かつ末梢血に異型リンパ球まで出ている人には上記の鑑別は上位になりにくいということなんじゃないかな．実際の臨床現場の感覚としてもそんな感じがします．

---

**症例呈示 ④ 検査所見**

咽頭痛のため食事が摂れずぐったりとしていたため入院での精査加療の方針となった．血液検査，心電図，レントゲンは下記のような結果だった．

【血算】WBC 6940/μl（Net 25.8 Eo 0.1 Ba 2.6 Ly 66.3 Mo 5.2 異型Ly（＋）7%）  Hb 10.2 g/dl MCV 66.7 Plt 27.6万/μl

【生化学】AST 293 IU/l ALT 414 IU/l LDH 575 IU/l ALP 1259 IU/l γ-GTP 195 IU/l T-bil 0.66 mg/dl Alb 3.4 mg/dl Glu 108 mg/dl Na 138 mEq/L K 4.3 mEq/L Cl 102 mEq/L Ca 9.1 mEq/L Cr 0.65 mg/dl CRP 0.73 mg/dl

【ECG】NSR, HR81

【Xp】心胸郭比＜50%，CP angle 鋭

EBVによるIMを第一に考え安静，補液，アセトアミノフェンやNSAIDsによる鎮痛で対症的な治療を開始した．37℃台の発熱や倦怠感は持続したが咽頭痛や食欲不振は日ごとに改善傾向となった．暫定的にEBVによるIMと診断し退院，外来フォローとなった．

【追加検査】
EBV-IgM（＋），EBV-IgG（±），EBNA（－），CMV-IgM/IgG 陰性，IgM-HA 抗体陰性，HBV抗原陰性，HCV 抗体陰性，HIV 抗原/抗体陰性，ANA40 未満
ペア：EBV-IgM（－），EBV-IgG（＋＋），EBNA（＋）

---

### Discussion ④

**後期OR**：本症例はEBVによるIMにまあまあ典型的かと思うんですけど，典型にしては何かが足りないとか，逆に何か＋αの所見があるという時にはEBによるIMだろうというところで思考停止せずに狙った問診や身体所見をとりにいかないといけないですね．

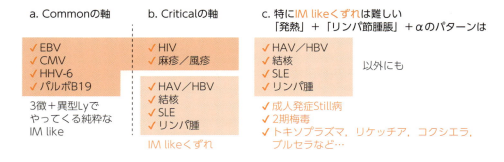

図1　純粋なIM like と IM like くずれの鑑別

後期 S：発熱，咽頭炎，リンパ節腫脹があって異型リンパ球も出ているという典型的所見であってでも CMV は多いし，少なからず HHV-6 やパルボウイルス B19 の可能性もあるし，見逃せないものとして急性 HIV 感染症はもちろん，麻疹・風疹も忘れてはいけないね．

後期 T：典型的でない場合，たとえば咽頭痛はなくて，発熱＋リンパ節腫脹＋α みたいな『IM like くずれ』の時には A 肝/B 肝や結核，SLE，リンパ腫とかが見逃せないね．

指導医 ST（司会）：さらにその範疇では 2 期梅毒は忘れてはいけないよ．ここには他にもトキソプラズマやリケッチア，コクシエラ，ブルセラみたいな想起しにくい疾患が入ってくるから難しい．成人発症 Still 病みたいな除外診断が大事な病気は特にここら辺の感染症の検討が大事だね．

**最終診断** 伝染性単核球症

**解説**

伝染性単核球症の原因となる EBV には約 90％程度の人が罹患している．ほとんどの人は無症候性成人（たいていは両親）から乳幼児期に罹患し，無症状〜軽度の咽頭炎で終わってしまう．その一方で伝染性単核球症として発症する者もいる．15〜24 歳程度の年齢で発症することが多く，発熱，咽頭炎，リンパ節腫脹が古典的 3 徴である．加えて，脾腫や口蓋の点状出血，後頸部のリンパ節腫脹などがあれば可能性は高く，逆にリンパ節腫脹がなかったり倦怠感がないことは可能性を下げる．

したがって古典的 3 徴に加えリンパ球増多や異型リンパ球の出現があり，特徴的所見までそろっているようであれば抗体検査を提出しつつ保存的加療で治癒するのを待つ（上記のような場合，海外の文献ではまず Monospot 検査を行うのが一般的であるが日本ではあまり行われていない）．フローチャート通りには難しいかと思われるが，大まかな流れとしては下記を参照いただきたい．

治療は安静，補液，鎮痛薬などがメインだが，IM のまれではあるものの critical な合併症と

表4 伝染性単核球症の症状および所見の感度・特異度

| 症状/所見 | 感度 | 特異度 | 陽性尤度比 | 陰性尤度比 | 陽性的中率(%) | 陰性的中率(%) |
|---|---|---|---|---|---|---|
| 脾腫 | 7 | 99 | 7.0 | 0.94 | 44 | 9 |
| 口蓋点状出血 | 27 | 95 | 5.4 | 0.77 | 38 | 8 |
| 後頸部リンパ節腫脹 | 40 | 87 | 3.1 | 0.69 | 25 | 7 |
| 腋窩リンパ節腫脹 | 27 | 91 | 3.0 | 0.80 | 25 | 8 |
| 鼠径リンパ節腫脹 | 53 | 82 | 2.9 | 0.57 | 25 | 6 |
| その他頸部リンパ節腫脹 | 87 | 58 | 2.1 | 0.22 | 19 | 2 |
| 体温 ≧ 37.5℃ | 27 | 84 | 1.7 | 0.87 | 16 | 9 |
| 頭痛 | 60 | 55 | 1.3 | 0.73 | 13 | 8 |
| 前頸部リンパ節腫脹 | 70 | 43 | 1.2 | 0.70 | 12 | 7 |
| 倦怠感 | 93 | 23 | 1.2 | 0.30 | 12 | 3 |

Am Fam Physician. 2004 Oct 1; 70(7): 1279-1287.

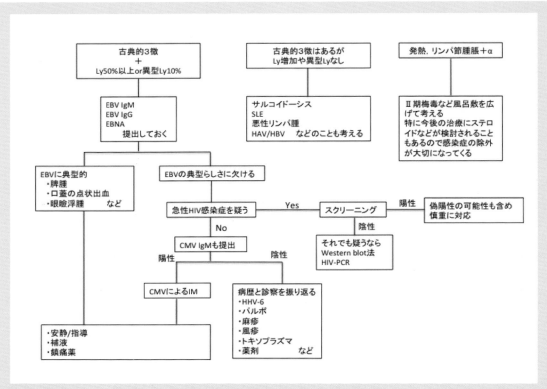

図2　IM like 鑑別フローチャート
（文献1より改変）

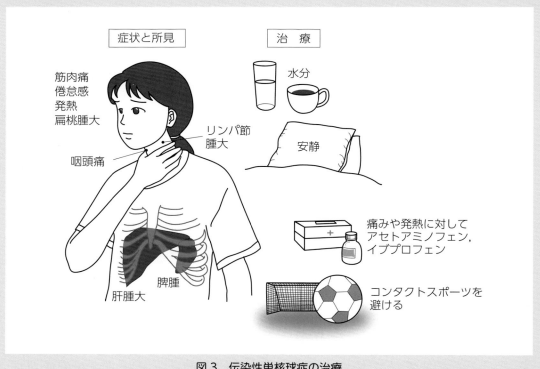

図3　伝染性単核球症の治療

して上気道閉塞と脾破裂があるため注意を要する．気道狭窄のリスクとなるような喉頭浮腫をきたしている症例ではステロイド投与を考慮する．接触のあるスポーツ（フットボール・体操・ラグビー・ホッケー・ラクロス・レスリング・自動車・バスケット）や腹腔内圧が上昇するスポーツ（ウェイトリフティング等）では脾破裂のリスクが増すため，脾臓の大きさなどを考慮しつつ3週間程度は運動制限を指導する[5]．

## 参考文献

1) Hurt C, Tammaro D: Diagnostic evaluation of mononucleosis-like illnesses. Am J Med 120: 911. e1-8, 2007.
2) 武田直人, 他：健康成人に発症したサイトメガロウイルス肝炎とEBウイルス肝炎の比較. 感染症学雑誌 第74巻第10号 828-838.
3) 重篤副作用疾患別対応マニュアル薬剤性過敏症症候群 http://www.pmda.go.jp/files/000146073.pdf
4) Naito T, et al: Causes of Infectious Mononucleosis-like Syndrome in Adult Patients. Intern Med 45: 833-834, 2006.
5) Lennon P, et al: Infectious mononucleosis. BMJ 350: h1825, 2015.

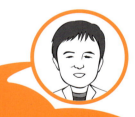

## Clinical pearl

★典型的IM likeとIM likeにしては何か足りない，もしくは+αの所見があるという場合では想起すべき疾患が異なってくる

（水間悟氏）

# 症例4

# 肝膿瘍にご用心

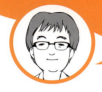

複数の病変を作っていく感染症って？

## 出席者

指導医 ST（司会）　初期研修医 H　初期研修医 Y　後期研修医 S　後期研修医 M

### 症例呈示 ① 病歴

　経口糖尿病薬で良好に糖尿病がコントロールされている70歳男性が，発熱と右側腹部の痛みで，こたつから動けなくなった．家人が救急要請し，当院に救急搬送された．本人に経緯を聞くと，来院2週間前より，なんとなく右側腹部の違和感を自覚していたそうだ．ただ，すぐによくなるだろうと考え，特に医療機関を受診せず，様子を見ていたようだ．来院3日前より，右側腹部の違和感が痛みに変わり，起き上がることができなくなり，寝ていることが多くなったという．だんだんと衰弱し始め，今回の救急搬送になったとのことであった．既存症として糖尿病があるのみで，内服薬はグリメピリド・メトホルミン・ボグリボースを入内服していた．

　来院時に，右肋骨脊柱角（costovertebral angle：CVA）叩打痛を認め，採血でWBC 15000/μl，尿所見で膿尿・細菌尿を認めた．尿グラム染色ではグラム染色にてグラム陰性桿菌を認めた．担当後期研修医Sは，一連の経過は腎盂腎炎によるものと判断し，CEZ 1.0 g q6hで治療開始した．その後，入院2日目の尿グラム染色で菌は消失し，腎盂腎炎の治療は効果ありと判定していた．しかし，当の患者は，入院後も発熱が続き，意識レベルも低下していった．入院3日目にはいよいよ昏睡となった．

## Discussion ①

**指導医 ST（司会）**：この症例を一文でまとめると，『糖尿病患者の腎盂腎炎の診断で，CEZで治療開始．腎盂腎炎の治療としてはうまくいっているはずなのに，意識レベルの悪化』という症例だね．皆，これだというものを1つ挙げてみよう．

**初期 H**：糖尿病患者の意識障害なら，基本にたちかえり，まずは低血糖の除外が必要です．

**後期 S**：血糖は定期的にチェックしており，100〜150 mg/dlで安定していました．

初期 Y：3 日治療しても改善しない腎盂腎炎では腎膿瘍の形成を疑うようにと習いました．腎膿瘍合併を疑いエコー検査をすべきじゃないでしょうか？

指導医 ST（司会）：今，出たように，感染症診療で『治療がうまくいってないかも？』という時には系統的なアプローチが大事だったよね（表 1）．

後期 M：確かに②で腎膿瘍のことは注意しないといけなさそうですね．ただ，意識状態悪化につながるでしょうか？
　昏睡まで状態が悪化しているので，意識障害の鑑別を狭め過ぎずに対応したほうが無難な気がします．

**表 1　感染症治療がうまくいっていない時のアプローチ総論**

| | 分類 | 対応 |
|---|---|---|
| ① | そもそも本当に治療失敗している？<br>＝治療判定マーカーの誤り | 臓器特異的な治療判定マーカーを確認する<br>　例：肺炎なら呼吸数・$SpO_2$ |
| ② | 罹患臓器に閉塞起点はない？<br>＝ドレナージすべき病変のチェック | エコー・CT などで罹患臓器の画像評価<br>　例：肺炎なら肺炎関連胸水などのチェックで CT |
| ③ | 抗菌薬はしっかり原因菌をカバーしている？<br>量は足りている？<br>臓器移行性は大丈夫？<br>＝抗菌薬の適正使用チェック | グラム染色・培養結果を改めて確認する<br>カバー・量・移行性を成書で確認する<br>　例：髄膜炎なら CTRX 1g q24h では足りないので CTRX<br>　　　2g q12h に増量 |
| ④ | 患者の免疫は正常？ | 免疫不全のチェック<br>　例：HIV・血液腫瘍・DM など |
| ⑤ | 最初の診断が誤っている？ | 非感染まで含めて，改めて鑑別を広げなおす |

諏訪中央病院では「感染症治療がうまくいっていない」時に上記のように研修医に指導している．特に①②③を意識させることで，根拠のない「抗菌薬ローテーション」を減らすことを目的としている．

### 症例呈示 ② 理学所見

　患者は明らかに消耗しており，やつれていた．痛み刺激に眉をひそめる反応はあるが，開眼せずに発語がなかった．痛み刺激をかろうじて払いのける動作のみあった．血圧 187/70 mmHg，脈拍 117/分　整，呼吸数 30 回/分，$SpO_2$ 97％（室内気），体温 38.7℃であった．神経学的には，瞳孔 3 mm/3 mm，対光反射＋/＋，眼球偏倚なし，前庭眼反射あり．その他の巣症状は認めなかったが，項部硬直を認めた．

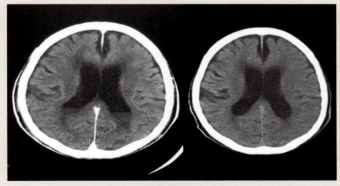

図 1　頭部 CT 検査（左：意識状態悪化時．右：入院時）
新たに脳室内に fluid level を形成する病変を認めた．

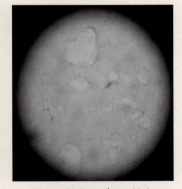

図 2　髄液のグラム染色
莢膜を伴うグラム陰性桿菌を認める．

担当後期研修医Sは巣症状のはっきりしない意識障害で，発熱と項部硬直もあることから，髄膜炎を疑った．くも膜下出血などの脳血管障害も否定はできないとし，頭部CT検査・髄液検査を急いだ．

追加検査所見は以下のような結果であった．

頭部CT（図1）では，側脳室にfluid levelを形成する新規病変を認めた．出血を疑う高吸収な病変はなかった．

腰椎穿刺を行うと，穿刺直後から肉眼的に混濁した髄液が出てきた．髄液細胞数46,507/mm$^3$（単核：多核 4％：96％），髄液蛋白 150 mg/dl，髄液糖 0 mg/dl（血糖 148 mg/dl）であった．髄液グラム染色では莢膜を伴うグラム陰性桿菌を認めた（図2）．

### Discussion ❷

指導医ST（司会）：大変なことになってきたねぇ…．さて，今の病態をどう考えようか？

初期H：細菌性髄膜炎と診断できると思います．

後期M：脳室にfluid levelを形成し，脳室炎まで合併していると思います．CEZでは髄液移行が悪いので，CTRXなどの髄液移行のよい抗菌薬へ変更すべきだと思います．

初期Y：さっきの表1の③にあたるわけですね？

後期S：皆さんがおっしゃるように，細菌性髄膜炎・脳室炎合併と診断し，抗菌薬をCTRXに変更しました．しかし，腎盂腎炎がいきなり髄膜炎へと進展するでしょうか？

指導医ST（司会）：確かに，腎盂腎炎として治療はうまくいっているはずなのに，髄膜炎を発症するのは変だね．何か両者をつなげる病態があるはずで，見落としがありそうだ．

初期Y：感染性心内膜炎の可能性はないでしょうか？　カバーしている抗菌薬を使用しても，持続的菌血症がすぐには解除されず，病状が悪化することはありえると思います．

指導医ST（司会）：身体所見は，狙ってみないと見落とすもんね．感染性心内膜炎をかなり狙って，身体所見を一緒に取り直しに行こう！

### 症例呈示 ③ 新たに眼の病変が！

担当後期研修医Sは，感染性心内膜炎の可能性を念頭に置き，それに矛盾しない身体所見があるかを指導医STとともに，改めて確認した．しかし，結膜下出血はなく，眼底にRoth斑も認めなかった．四肢末梢にOsler結節やJaneway疹を疑う皮疹はなく，爪下出血もなかった．感染性心内膜炎の診断に使用するmodified Duke's criteriaの検査項目を追加した．しかし，尿沈渣で白血球50～99/HPF，円柱なしで糸球体腎炎を疑う所見に乏しく，リウマチ因子は10 IUml（基準値：15 IU/ml以下）と基準値内であった．

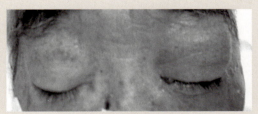

図3　眼窩周囲の様子
左眼瞼を中心に発赤，腫脹を認める．

第3病日より抗菌薬をCEZからCTRX 2 g q12hに変更していた．担当後期研修医Sは，これで全身状態がよくなってくれるだろうと信じつつ，他に新たな所見がないか1日3回患者の下に足を運んだ．すると，第4病日には意識状態は変わらず，逆に新たな病変が出現した．左眼窩周囲に発赤が出たのだ（図3）．担当後期研修医Sは狼狽しながらも，他の新規病変を検索するため，また尿路の閉塞起点の評価のために胸腹部の造影CT（図4）を急いで撮像した．眼窩周囲の発赤に関しては，自身では評価が困難で指導医STたちに相談してみることとした．

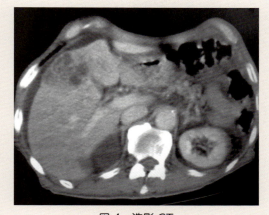

図4 造影CT
肝右葉前区域に辺縁が造影される多房性の腫瘤性病変を認める．

## Discussion ③

指導医ST（司会）：感染性心内膜炎は数日して所見が揃ってくることがあるので，まだ完全な否定はできないけど，ちょっと現時点で所見が乏しい印象だね．

初期H：しかも眼の周りにも発赤って…？ ここにも感染が広がったということでしょうか？

後期M：造影CTを見てみると…．ん，肝臓のこれは何でしょう？？（図4）

指導医ST（司会）：肝膿瘍のようだね．ん？ 肝膿瘍に髄膜炎合併？ …あ，そうか，あの眼は！！ 急いで眼科に相談しながら血液培養の結果を確認しよう！

### 症例呈示 ④ 肝膿瘍＋播種病変＝？

眼科感染症を疑い，眼科に緊急コンサルトをした．眼の病変は眼内炎であるというのが眼科医の診断であった．また，担当後期研修医Sは入院時の血液培養を確認した．すると，2セット中2セットより *Klebsiella pneumoniae* が検出されていた．造影CTの所見より肝の腫瘤性病変は肝膿瘍と診断した．

指導医STと相談し，以上の所見から，Invasive *K.pneumoniae* liver abscessと最終診断した．

眼内炎は眼科と相談しながら，CEZの眼内注射を行った．抗菌薬の全身投与として引き続きCTRXを継続した．肝膿瘍に対しては経皮的ドレナージを行った．その後，徐々に意識状態は改善し，入院20日目には歩行可能なまでに改善した．最終的に抗菌薬は6週間投与し終了とした．なお，眼内炎は十分に治療に反応せず，残念ながら左目の視力は回復しなかった．

### 最終診断

Invasive *K.pneumoniae* liver abscess（KLA）

## 解説

　KLAとは肝膿瘍を中心としながら，他にも複数の肝外の播種病変を作るといった特徴を有する *K.pneumoniae* による侵襲性感染症である．

　1980年代の台湾での症例報告[1]を皮切りに，アジア諸国から複数の報告が相次いだ．近年はアジア以外の地域からも報告されるようになっている[2,3]．アジア人に多い理由は不明な点も多いが，健常人の *K.pneumoniae* 保菌率がアジア人で多く，特にKLAの発症に強く関わるとされる血清型K1・K2の比率が多い[4]ことが一因とされる．

　KLAの発症は，腸管に定着している *K.pneumoniae* がbacterial translocationで門脈血流に乗り，肝臓で膿瘍を形成するのが始まりであると考えられている[5]．他の化膿性肝膿瘍と大きく異なり，起炎菌が複数ではなく単一であるのが特徴である[6]．発症リスクに宿主側の要因として糖尿病が知られている[7]他，細菌側の因子として血清型K1・K2という *K.pneumoniae* の中でも強毒株が知られている[8]．特に病原性を規定する遺伝子としては *magA* や *rmpA* などの莢膜の形成に関わるものが同定されている[3]．これらの遺伝子を有することで，莢膜に変異をきたし，マクロファージなどに貪食に抵抗性を示し，強毒性に関与すると考えられている[9]．

　症状は，他の化膿性肝膿瘍と同様に，発熱（93％）や右季肋部痛（71％）を認める[6]．肝外の播種性病巣を作りやすいのが特徴で，KLAの15〜24％に播種性病巣を作るとされる[10]．うち，播種しやすい部位は中枢神経（5〜8％）・眼球（4〜11％）が有名で，次いで肺（3〜16％）とされる．本例は当初，*K.pneumoniae* の腎盂腎炎として治療開始されているが，尿路への播種も3％程度と報告されており[10]，本例はKLAから腎への播種性病巣と考えられた．

　診断は肝膿瘍の画像の証明に合わせて *K.pneumoniae* の細菌学的証明，臨床的に播種性病変の診断で行う（表2）[10]．特に培養された *K.pneumoniae* が強毒株かどうかはKLAの確定診断がつくまでの中間情報として有用であり，臨床的には，string testで代用される[11]．これは培地上に発育したコロニーを白金耳で伸ばし，5mm以上伸びたものを陽性とするテストである[12]．このテストはK1などの強毒株が莢膜変化に関連して，粘稠度が増していることに由来する．

**表2　KLA 診断基準**

| 臨床的定義 | |
|---|---|
| 確定 | *K. pneumoniae* の肝膿瘍に肝臓外合併症を伴う場合．合併症としては中枢神経合併症，壊死性筋膜炎，眼内炎などが特に重要である． |
| 疑い | *K. pneumoniae* の肝膿瘍のみ認める場合． |
| 細菌学的定義 | |
| 確定 | K1，K2の血清株と同定． |
| 疑い | 白金耳でコロニーが5mm以上糸を引いて粘性あり（string test陽性）． |

（文献10）より引用，一部改変．）

　治療は肝膿瘍のドレナージと，*K.pneumoniae* をカバーした抗菌薬で行われる[10]．第1〜3世代のセファロスポリンやニューキノロンがその選択肢である．播種性病巣があればそれに合わせて調整し，特に中枢や眼への播種がある場合には，中枢移行のよい第3世代セファロスポリンやニューキノロンを最大用量投与し，眼内炎に関しては眼内投与を併用する．治療期間は6週間が目安とされ，他の臨床症状と合わせて調整する．

KLAの生命予後は他の化膿性肝膿瘍と比べてよい（死亡率4.1% v.s. 20.8%）が，播種した臓器予後は不良である[13]．特に眼内炎を合併した場合の視力は不良であることが多い[14]．

### 参考文献

1) Liu YC, et al: Klebsiella pneumoniae liver abscess associated with septic endophthalmitis. Arch Intern Med 146: 1913-1916, 1986.
2) Turton JF, et al: Genetically similar isolates of Klebsiella pneumoniae serotype K1 causing liver abscess in three continents. J Med Microbiol 56: 593-597, 2007.
3) Vila A, et al: Appearance of Klebsiella pneumoniae liver abscess syndrome in Argentina: case report and review of molecular mechanisms of pathogenesis. Open Micriobiol J 5: 107-113, 2011.
4) Lin YT, et al: Seroepidemiology of Klebsiella pneumoniae colonizing the intestinal tract of healthy Chinese and overseas Chinese adults in Asian countries. BMC Microbiol 12: 13, 2012.
5) Fung CP, et al: Klebsiella pneumoniae in gastrointestinal tract and pyogenic liver abscess. Emerg Infect Dis 18: 1322-1325, 2012.
6) Wang JH, et al: Primary liver abscess due to Klebsiella pneumoniae in Taiwan. Clin Infect Dis 26: 1434-1438, 1998.
7) Chung DR, et al: Emerging invasive liver abscess caused by K1 serotype Klebsiella pneumoniae in Korea. J Infect 54: 578-583, 2007.
8) Yu VL, et al: Virulence characteristics of Klebsiella and clinical manifestations of K. pneumoniae bloodstream infections. Emerg Infect Dis 13: 986-993, 2007.
9) Siu LK, et al: Molecular typing and virulence analysis of serotype K1 Klebsiella pneumoniae strains isolated from liver abscess patients and stool samples from noninfectious subjects in Hong Kong, Singapore, and Taiwan. J Clin Micriobiol 49: 3761-3765, 2011.
10) Siu LK, et al: Klebsiella pneumoniae liver abscess: a new invasive syndrome. Lancet Infect Dis 12: 881-887, 2012.
11) 中本啓太郎, 他: Hypermucoviscosity phenotypeのKlebsiella pneumoniaeによる肝膿瘍・敗血症性肺塞栓の重症例. 感染症学雑誌 85: 366-369, 2011.
12) Fang CT, et al: A novel virulence gene in Klebsiella pneumoniae strains causing primary liver abscess and septic metastatic complications. J Exp Med 199: 697-705, 2004.
13) Yang CC, et al: Comparison of pyogenic liver abscess caused by non-Klebsiella pneumoniae and Klebsiella pneumoniae. J Microbiol Immunol Infect 37: 176-184, 2004.
14) Tan YM, et al: Ocular manifestations and complications of pyogenic liver abscess. World J Surg 28: 38-42, 2004.

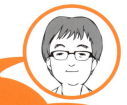

## Clinical pearl

★ 侵襲性のグラム陰性桿菌感染症を見たら，KLAを疑い，肝臓の画像チェック．

★ *Klebsiella pneumonia*の菌血症を見たら，眼内炎のチェック．

（柴﨑俊一）

症例 5

# その痛みは治まらず…

涙のワケは？

**出席者**

後期研修医 S（司会）

後期研修医 OH

初期研修医 Y

初期研修医 H

後期研修医 M

指導医 ST

**症例呈示** ① 患者プロフィールと主訴

　特に頭痛の既往や家族歴のない46歳女性が，3日前からの右眼窩周囲を中心とする頭痛で内科外来を受診した．

　3日前，夕方，友人の営む喫茶店の手伝いをしていて，右眼の周囲や眼の奥に痛みが出現した．18時頃に帰宅し，鏡をみると顔の右半分が赤く腫れていた．痛みも変わらず続き，一晩我慢していた．2日前から受診前日にかけて，右眼窩周囲の痛みは一日中続いた．動くと辛いので，家で寝て休んでいた．この間，顔面の発赤・腫脹の範囲は広がり，一時，首まで腫れたが，受診前日には腫れが少し引いた．受診前日の夜には嘔気も出てきて嘔吐を2回した．受診当日，頭痛は続いており，全身に力が入らなかった．早朝に救急要請し，近くの病院を受診したが，頭部CTでは問題ないといわれ，鎮痛剤を処方され帰宅となった．その後も頭痛は続いたので，当院内科を受診した．

　既往歴は特になく，頭痛の既往歴はない．内服薬としては今回の頭痛に対して，トラムセット®，リリカ®が前医で処方されていたが，効果は乏しいようであった．アレルギーはなく，機会飲酒をし，20本/日×26年の喫煙歴があった．家族歴では祖母に膵臓癌，母に糖尿病・肝硬変があったが，頭痛の家族歴はなかった．

**内科の症例検討会にて．**

**後期 OH**：少し長い経過の方で，すぐに診断に至れなかった反省症例です．みなさんにも検討してもらえればと思います．

**後期 S（司会）**：わかりました．ではさっそくディスカッションを始めてもらいましょう．

## Discussion ①

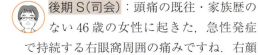
**後期 S（司会）**：頭痛の既往・家族歴のない46歳の女性に起きた，急性発症で持続する右眼窩周囲の痛みですね．右顔

面の発赤・腫脹や嘔気・嘔吐も認めているようです．症状は持続ないしは増悪傾向で，薬剤への反応も乏しいようですね．

**初期 Y**：右眼窩周囲を中心とする右側の頭痛ですね．Common なのは片頭痛だと思います．嘔気・嘔吐もあるようですし．緑内障発作もどうでしょうか．

**初期 H**：前医の CT で異常はなかったとのことですが，critical な疾患としてやはりくも膜下出血（SAH）を含めた脳血管障害は外せないと思います．

**後期 M**：たしかに critical な疾患を押さえるのがセオリーですが，経過としては突発ではなく急性発症と捉えるのがよいですね．頭痛と顔面の発赤・腫脹というのが妙です．感染症と考えれば解剖学的には皮膚・軟部組織の蜂窩織炎や帯状疱疹が考えやすいです．また上顎洞も近いと思うので副鼻腔炎やう歯からの歯髄炎などはどうでしょうか．

**後期 S（司会）**：いいですね．初期の2人には Common・Critical な疾患を挙げてもらい，M 先生には解剖学的なコメントをしてもらいました．他にも鑑別は挙がると思いますが，まずはこれらの鑑別疾患を意識しながら追加の病歴を聞いてみましょう．具体的には頭痛について詳細な情報を教えてもらいたいですね．OH 先生，お願いします．

**後期 OH**：はい．症状の詳細については個人的には OLDCAAR という聞き方が好きなのでお付き合いください．

---

### 症例呈示 ② 追加の問診

　頭痛について OLDCAAR にそって詳細に聞いてみると，徐々に発症（onset），右眼窩周囲を中心に右顔面に起こる痛み（location），持続性で症状の波はほとんどなく（duration），"ずきずき"とする激しい痛みと患者さんは表現する（character），寛解因子はなく（alleviation），眩しいのが少し不快（aggravation 増悪）で，痛みの他部位への放散はない（radiation）．
　ROS としては頭痛に加えて，嘔気・嘔吐，全身倦怠感，食思不振，右顔面腫脹，右眼瞼が腫脹する感じあり，鼻汁と流涙も認めた．鼻汁は両側からさらさらとした透明から白色のもので，流涙も特に片側性はみられなかった．発熱，悪寒・戦慄，咳・痰，腹痛，筋肉痛といった症状は認めなかった．

---

### Discussion ②

**初期 H**：たしかに徐々に発症ときくと血管障害らしさが下がるような気がしてきました．鼻水や涙を流しているので，群発頭痛とかどうでしょう．片側の花粉症みたいな症状になると勉強しました．

**後期 OH**：そうですね．でも鼻汁と涙はたまに出た，というくらいでしかも両側とおっしゃっていたんですよね．

**初期 Y**：教科書的には片頭痛を疑ったら POUND をチェックすると勉強しました．この方の場合は POUND すべて当てはまるように思います．

**指導医 ST**：よく勉強しているね．片頭痛の POUNDing score は JAMA の Rational Clinical Examination のシリーズで取り上げられました．POUNDing は pulsatile quality（拍動するような性状），duration 4〜72 hours（4〜72 時間の持

続），unilateral location（片側性の部位），nausea and vomiting（嘔気・嘔吐）と disabling intensity（日常生活ができなくなるほど強い）という5項目を指しています．Pouding という言葉にも「激しく拍動するような」という意味があり，片頭痛にかかっていますね．POUNDing score の5項目のうち4項目を満たせば陽性尤度比，positive LR が24と片頭痛の可能性を強く示唆することになります．ただ，この症例の場合は片頭痛にしては既往と家族歴がなくて，46歳の今回が初発というのがひっかかります．本当に片頭痛でいいかな？ JAMA の元文献を読むと，二次性頭痛を除外したうえで POUNDing を当てはめ，このデータを出しています．つまり，POUNDing criteria は二次性頭痛を除外したうえで，片頭痛らしさをつめるツールなんだよね．片頭痛に飛びつきたくなっても，一呼吸おいて鑑別を考え直すことも大切です．多くのクライテリアが巷に溢れているけれど，非典型例では安易な当てはめは注意が必要だね．

**後期S（司会）**：ありがとうございます．その意味で二次性頭痛でありうるものを考えておきましょうか．後期の皆さんどうですか？

**後期M**：追加の病歴からは感染の可能性はなんともいえませんが，身体所見で見てみたいところですね．

**後期T**：…やっぱり眼窩周囲という言い方が気になりますよね．三叉神経痛も鑑別に挙がるし，海綿静脈洞の血栓症でもいい．レアなところだと Tolosa-Hunt 症候群なんかもありますね．

**後期S（司会）**：さぁ，鑑別も広がりましたので，身体所見に進みましょうか．どこに気をつけますか？

**初期H**：脳血管障害からの神経所見の異常がないか，あとは M 先生のいう感染徴候がないか，ですね．

---

### 症例呈示 ③ 身体所見

体温は 37.1℃ とやや高めではあったが，その他の血圧・脈拍・呼吸の異常は認めなかった．痛みのためか表情は固く，辛そうだった．頭頸部の診察で，顔面の明らかな発赤腫脹はなかったが，顔面右半分には圧痛を認めた．触れただけでは痛みはなく，知覚過敏ではないようだった．眼瞼結膜に貧血はなく，眼球結膜の黄染・充血もなし．口腔内にはう歯が両側に数カ所あったが，歯肉の腫脹・圧痛はなかった．Jolt accentuation・項部硬直は認めなかった．その他胸部・四肢の診察を行ったが，一般身体所見には異常を認めなかった．神経診察でも脳神経，運動・感覚・腱反射の異常を認めず，異常反射も認めなかった．

---

### Discussion ③

**初期H**：右顔面の圧痛が変ですね．そういえば学生実習で担当した三叉神経痛の患者さんがそんな感じでした．それ以外の異常は明らかなものがなさそうです．神経の異常もないですね．

**後期M**：う歯はありますが，顔面の皮膚・軟部組織を含め，明らかな感染徴候はなさそうです．感染がひいて痛みだけが残るとはあまり考えにくいです．神経学的異常はなくても SAH っていうのは聞いたことがあります．

初期Y：右目を中心に痛がるようなので，眼の充血はなくても緑内障ってことはないですか．

後期S（司会）：そうですね．いま挙がった疾患は身体所見だけでは除外できないことも多いので，検査所見を聞いてみましょうか．

後期OH：ご指摘いただいた鑑別疾患などに対して，頭部CT・MRIと眼科コンサルトを行いました．血液検査も提出しています．

### 症例呈示 ④ 初期検査結果

血液検査で血算・生化学・凝固の項目は正常範囲内だった．CRPは0.06mg/dlで血沈は提出していない．頭部CTで頭蓋内に明らかな異常吸収域はなく副鼻腔の粘膜肥厚・液体貯留もなかった．頭部MRIの拡散強調画像で高信号域はなく，FLAIRでは大脳白質に加齢性変化を散見するのみだった．T1強調画像でも小脳橋角部・内耳道に腫瘍はなく，MRA・MRVでも動静脈に異常を認めなかった．眼科による診察では両側の近視性乱視のみで，緑内障や視神経炎の所見はなかった．

### Discussion ④

後期S（司会）：MRVも撮像しているのは静脈洞血栓症を意識していますね．RCVS（可逆性脳血管攣縮症候群）なども鑑別に挙がるかと思いますが，MRAでの異常はないようです．これといって異常を指摘できなかったようですが，その後はどうなりましたか？

後期OH：はい，頭痛自体は強かったので，暫定的に片頭痛の診断として入院経過観察の方針になりました．

### 症例呈示 ⑤ 症例の経過と最終診断

入院当日，カロナール®200mg 8錠分4での内服を開始した．入院2日目に頭痛はNRS（numeric rating scale）4/10に改善し，表情も和らいだ．患者から退院の希望があり，後日外来フォローの予約をし，退院となった．退院時にはカロナール®を引き続き処方した．退院後も頭痛が続いていたが，カロナール®で我慢できる範囲だった．

退院後11日目，痛みが再発徐々に強くなり，退院後14日目の早朝に救急外来を受診した．カロナール®でコントロール不良の片頭痛として，イミグラン®（スマトリプタン）を静注したが頭痛は軽快せず，むしろ胸部不快感をきたしてしまった．持続性片側頭痛の初期症状をみている可能性を考慮して，インテバン®（インドメタシン）を処方し，経過をみることとした．しかし帰宅後インテバン®を内服しても症状は消失しなかった．その後も強い痛みが続き，退院後16日目の未明，患者は痛みに耐えられず，左手首を果物ナイフで切ってしまった．そこで我に返り，救急外来を再度受診し，2回目の入院となった．

## Discussion ⑤

一同：….

後期S（司会）：痛みがコントロールしきれず，患者さんがリストカットをしてしまったんですね．これは担当医としてはきつかったでしょう．

後期OH：最初はいったん落ち着いて退院となったのですが，結局再燃して，挙句の果てに痛みに耐え切れず自殺未遂をしてしまいました．診断もわからず，薬も効かずということで私自身もとても慌ててしまいました．

後期M：自殺未遂は相当にきついよね．精神科的な背景のある方だったんですか？

後期OH：仕事のストレスはあるようでしたが，うつ病を含め，精神科的既往・家族歴のない方でした．患者さんはあくまで痛みに耐えられなかったことが原因といっていて，精神科の先生にもご相談しましたが，それなら了解可能な希死念慮なのでうつ病としては非典型的だというご意見でした．

後期S（司会）：なるほど．自殺未遂と聞くとすぐにうつ病などを考えますが，そのような見解にもなるのですね．診断としてはどうでしょう．明らかな器質的な異常はみられていないので，一次性頭痛の枠で考えることになるのでしょうか．途中でOH先生が持続性片側頭痛といっていましたが，これはインドメタシンが著効する頭痛として有名ですね．他に鑑別の挙がる方はいるでしょうか？

一同：….

後期OH：チームで鑑別を検討している際に，指導医にSUNCTという鑑別をご指摘いただきました．

一同：…？（なにそれ？）

後期OH：これも一次性頭痛のひとつで，群発頭痛に代表される三叉神経・自律神経性頭痛というグループに含まれます．秒から分単位の短時間の頭痛発作が高頻度で繰り返すことが特徴で，持続しているように見えることもあるのだそうです．鼻汁・流涙や顔面の発赤といった自律神経症状も必須の症状です．そのSUNCTを念頭に入院加療を行いました．

---

**症例呈示 ⑥ その後の経過**

再入院当日，群発頭痛も考慮して高濃度の酸素投与を行い，インドメタシンも再度内服したが効果はみられなかった．SUNCTと考えて，SUNCTの発作頓挫にエビデンスのあるリドカイン持続投与を試みることとした．リドカインには不整脈の誘発など重篤な副作用のおそれがあるので，ICUで心電図モニターを装着し，投与を開始した．すると翌日には痛みはNRS 2/10に軽快し，入院3日目には頭痛が消失した．SUNCTの発作予防のためラモトリギンの内服を開始した．また，SUNCTも下垂体腫瘍などで二次性に生じることが指摘されているので，下垂体領域の評価のために頭部造影MRIを行ったが，下垂体を含め明らかな異常を認めなかった．

リドカイン持続静注を終了しても，頭痛の再発はみられず，SUNCTの診断でラモトリギンの内服を継続しながら，退院・外来フォローの方針となった．

## Discussion ⑥

後期S(司会)：最初の自律神経症状や頭痛の発作の持続時間や頻度，治療反応も考慮して診断にいたったケースだったようですね．私自身も知らない疾患でしたが，あらためて病歴は大事ですね．非常に勉強になりました，ありがとうございます．

後期OH：ありがとうございました．

---

**最終診断**

SUNCT（結膜充血と流涙を伴う短期間持続性・片側性の神経性頭痛発作）

**解説**

● 三叉神経・自律神経性頭痛（Trigeminal autonomic cephalalgia：TAC）

国際頭痛分類[1]によると，頭痛は一次性頭痛と器質的原因による二次性頭痛に分けられ，一次性頭痛はさらに次の4つに分けられる．

1. 片頭痛
2. 緊張型頭痛
3. 三叉神経・自律神経性頭痛（TAC）
4. その他の一次性頭痛疾患

このうちTACは三叉神経領域の痛みに加えて，自律神経症状（結膜充血，流涙，鼻汁など）を伴うものである．群発頭痛が代表的で，発作の持続時間と発生頻度により細分化されている．（群発頭痛，発作性片側頭痛，SUNCT/SUNA，持続性片側頭痛）

● SUNCTの特徴

TACのうちSUNCT（Short lasting Unilateral Neuralgiform pain with Conjunctival injection and Tearing，結膜充血と流涙を伴う短期間持続性・片側性の神経性頭痛発作）は短い時間（5〜240秒）の頭痛が高頻度（3〜200回/日）に繰り返され，あたかも持続しているようにみえることもある[2]．治療への反応性も参考所見となり，他のTACで有効な酸素投与・トリプタン・インドメタシンなども，SUNCTでは効果が乏しい．

● SUNCTの治療

SUNCTの頭痛発作は難治性だが，リドカイン持続静注の有用性が報告されている．リドカイン持続静注の実施時は副作用の監視のため心電図モニタリングを行う．発作予防についてはラモトリギン，トピラマート，ガバペンチンなどのオプションがある[3,4]．

● 本例での自殺企図について

群発頭痛は非常に激しい痛みが特徴的で，片頭痛・三叉神経痛との誤診も多い．医療関係者にすら理解されないことも相まって自殺に至るケースがあり，「自殺頭痛 suicide headache」の異名をもつ．SUNCTで希死念慮をきたした報告もあり[5]．SUNCTも群発頭痛同様の耐え難い痛みを引き起こすため，類似する事情がありうると類推される．まれだが痛みの強い疾患であり，頭痛発作の持続時間と頻度，自律神経症状に注目した早期診断が望まれる．

## 参考文献

1) 日本頭痛学会:国際頭痛分類第3版 beta 版, pp34-35, 2014.
2) Cohen AS, et al: Short-lasting unilateral neuralgiform headache attacks with conjunctival injection and tearing (SUNCT) or cranial autonomic features (SUNA)--a prospective clinical study of SUNCT and SUNA. Brain 129: 2746-2760, 2006.
3) Cohen AS: Short-lasting unilateral neuralgiform headache attacks with conjunctival injection and tearing. Cephalalgia 27: 824-832, 2007.
4) Williams MH, et al: SUNCT and SUNA: clinical features and medical treatment. J Clin Neurosci 15: 526-534, 2008.
5) Masthew T, et al: SUNCT syndrome treated with gamma knife targeting the trigeminal nerve and sphenopalatine ganglion. J Headache Pain 13: 491–492, 2012.

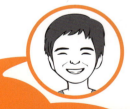

## Clinical pearl

★頭痛の診断ではやはり病歴が大切.
★随伴症状や発作頻度と持続時間に注目する.
★自律神経症状を伴う片側性頭痛は
　三叉神経・自立神経性頭痛(TAC)を疑う.

(小澤廣記)

## コラム

# 田舎での研修はストレスを緩和？！

 柴崎 俊一

　研修生活を駆け抜けるのは，まさにサバイバル．看護師さんには叱られるわ，わからないことだらけだわ，時間はないわ…，あぁ，もうストレスたまる！　皆さん，そんな経験や不安はないですか？　では，皆さんのストレス解消法って何でしょうか？　もし，あなたに決まったストレス解消法がなければ，「田舎で研修する」が1つの選択肢になるかもしれません．このコラムでは田舎研修の意義をストレスの観点から考察するというユニークな切り口をお示しいたします．

　頻繁に自然に触れる機会があると，ストレスを溜めにくい[1,2]という事実は，以前から環境科学や心理学から報告されているそうです．最近は違う分野：脳科学の証明も加わりつつあるそうで，その最たる例が，うつ病と自然散策です．具体的には，うつ病発症と関連性が示唆されている脳神経回路：デフォルトモードネットワーク[3]，この神経回路の一部の過剰活動が，90分間自然の中で散歩することで抑制され，さらにうつ病で特徴的な抑うつ的反芻思考が抑えられた[4]のだとか．興味深いことに，同じ90分間の散歩でも，コンクリートジャングルの都会では同じ効果が出ないのだそうです．へぇ～．

　「自然がストレスに良いのはわかったけれど，家族がいると田舎はちょっと…」という方にも朗報です．ビルに囲まれるよりも木々に囲まれた家での生活の方が家族内喧嘩は減る[5]とされ，より自然に触れられる環境の方が子供のストレスが小さいという報告[6]まであります．家族円満にも，豊かな自然！

　ね，「田舎研修がストレス緩和」，ちょっと面白いでしょ？

### 参考文献

1) Scand J Public Health 2010; 38: 411.
2) Health Place 2011; 17: 1202.
3) Proc Natl Acad Sci U S A 2009; 106: 1942.
4) Proc Natl Acad Sci U S A 2015; 112: 8567.
5) Environment and Behavior 2001; 33: 543.
6) Environment and Behavior 2003; 35: 311.

# 海外渡航後の皮疹で来院した中年女性

症例 6

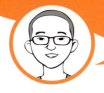

発熱と皮疹はスマートットットに攻めよう！

## 出席者

後期研修医 OR（司会）　初期研修医 H　初期研修医 Y　後期研修医 OH　後期研修医 M　指導医 ST

### 症例呈示 ① 現病歴

限局性全身性強皮症の既往がある60代女性が急性発症の皮疹を主訴に救急外来を受診した．強皮症によるレイノー症状を避けるため，毎年冬はタイで過ごしている．来院2.5か月前〜10日前までタイで過ごしていた．来院7日前に倦怠感と食思不振，嘔気，悪寒が出現．嘔気と悪寒は翌日には改善したが，その他の症状はその後も持続した．来院5日前に近医内科を受診し胃腸炎の診断で整腸剤，PPIを処方されたが改善はなかった．来院前日から四肢に皮疹が出現し拡大傾向を認めたため，来院当日に救急外来をwalk-inで受診した．皮疹に掻痒感や疼痛はない．

## Discussion ①

**後期 OR（司会）**：帰国3日後から倦怠感や悪寒が出現し，その後皮疹が出現したため来院した中年女性です．この時点でどんな鑑別を考えますか．

**初期 H**：感染症！　急に出現した症状で，局所ではなく全身に症状が及んでいるから．

**後期 OR（司会）**：いいですね．渡航歴があることで鑑別は随分変わると思います．具体的な診断名としてはどうでしょうか．

**初期 Y**：マラリアとかデング熱とかレプトスピラ症とか腸チフスとか…教科書にはたくさん書いてありますが，実際に診察したことがないのでピンとこないです．

**後期 OR（司会）**：そうですね．これだけの情報じゃあ鑑別は全然絞れないのでもっと情報を集めましょう！　海外渡航歴がある患者の問診にはポイントがあって，以下に示します（表1）．『どこで何をやってきたのか』などはできるだけ詳細に聴取することがとーっても大事です．タイといっても都市部のホテルで過ごしていたのか，山間部や河川でアウトドアレジャーを楽しんでいたのか，はたまたタイのゴーゴーバーで遊んでいたのかではまったく想

定する疾患が違いますよね．また，移民や日本で仕事をしている人が母国へ一時帰国する場合を『Visiting Friends and Relatives（VFR）』といって，彼らもまた通常の旅行と比較するとリスクが高いとされています．

初期Y：海外渡航って聞くだけで思考停止しそうです…．病歴を無視すると，近医で出された薬による薬疹やインフルエンザも鑑別に挙がります．ところで，ゴーゴーバーってなんですか？

表1　病歴聴取で重要なポイント[1]

| 出国日と帰国日 | sick contact |
|---|---|
| 渡航先と経由国 | 現地での性交渉：<br>避妊具の使用，オーラルセックスなど |
| 目的地は都会か田舎か | 食事や水の摂取とその入手経路 |
| 現地の気候や季節 | ワクチン接種歴と予防内服 |
| 咬傷の有無：<br>昆虫やクモ，爬虫類，哺乳類 | 旅行の種類：<br>ツアー，ビジネス，バックパック |
| 動物暴露 | 外傷歴 |

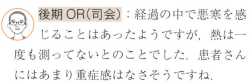
症例呈示 ② 追加の病歴

　追加で聴取した病歴は次の通り．ほとんどをタイのチェンマイという都市部のホテルで過ごし，防蚊対策は何も講じておらず，現地では蚊に何度も刺された．現地では森林や河川地区へは行っておらず，水分摂取はすべてミネラルウォーターかホテルで出されたもののみ飲水していた．その他，ネズミやコウモリとの明らかな接触はなかった．夫も同様の症状で入院している．頭痛や腹痛・下痢・血便・嘔吐・関節痛も認めていない．既往歴は限局性全身性強皮症と高血圧で，現在常用薬はない．なお，予防接種歴の詳細は不明．

## Discussion ❷

後期OR（司会）：経過の中で悪寒を感じることはあったようですが，熱は一度も測ってないとのことでした．患者さんにはあまり重症感はなさそうですね．

初期Y：悪寒があったとのことなので，やはり発熱があった可能性はあるかと思います．

後期OH：指導医の先生がよくfever and rashをみたらSMARTTT（表2）をまず考えろといっていました．まず皮疹の分布や質の評価，粘膜病変，感染性心内膜炎を示唆する所見，虫の差し口，リンパ節腫脹などを身体所見で確認したいです．

後期OR（司会）：いいですね，まずは致死的疾患を想起しました．Y先生はどう思いますか？

初期Y：えーっと…自然の経過で解熱していることを考えると，この中で

表2　fever and rashを呈する致死的疾患 "SMARTTT"[2]

- **S**epsis
- **M**eningococcemia
- **A**cute endocarditis
- **R**ickettsia
- **T**ravel-related infection
- **T**oxic erythemas
  TEN, SSSS, Scarlet fever, Scarlatiniform eruptions
- **T**oxic epidermal necrosis
  ST合剤，NSAIDs，フェニトイン

はやっぱりTravel-related infectionが残りそうです．でも鑑別が広すぎて，雲を掴まされているような感じがします…．

後期M：『流行地における発熱症状は，除外されるまでマラリアとして扱う』！！

後期OR（司会）：有名な格言ですね．特に臨床像が他の感染症らしくみえて

表3 地域別疾患情報サイト

| サイト名 | URL |
| --- | --- |
| FORTH<br>（厚生労働省検疫所） | http://www.forth.go.jp/index.html |
| Fit for travel<br>(Health Protection Scotland) | http://www.fitfortravel.nhs.uk/home.aspx |
| Travelers' Health<br>(Centers for Disease Control and Prevention) | http://wwwnc.cdc.gov/travel |
| International travel and health<br>(World Health Organization) | http://www.who.int/ith/en/ |

表4 輸入感染症と潜伏期間

| 潜伏期間 | 疾患 |
| --- | --- |
| 10日以内 | アルボウイルス感染症，ウイルス性出血熱，デング熱，細菌性腸炎，ウイルス性腸炎，ペスト，インフルエンザ，炭疽 |
| 11～21日間 | マラリア（特に熱帯熱マラリア），レプトスピラ症，腸チフス・パラチフス，リケッチア症，アフリカトリパノソーマ症，ブルセラ症，腸管原虫感染症，ウイルス性肝炎（A型，E型），糞線虫症，ライム病，皮膚ハエ症/スナノミ症/疥癬 |
| 30日間以上 | マラリア，結核，ウイルス性肝炎，腸管寄生虫感染症，HIV感染症，住血吸虫症，フィラリア症，アメーバ性肝膿瘍，リーシュマニア症，アメリカトリパノソーマ症 |

も，重複感染をしていることがあるのでしつこく検索していく必要があります．具体的にいうならギムザ染色による末梢血の塗抹標本の検鏡を8～24時間ごとに最低3回施行し，陰性を確認する必要があります[1]．ところでタイのチェンマイは比較的都市部にありますが，ここはマラリアの流行地でしょうか？

**後期T**：（iPadをスイスイいじりながら）ネット上に世界中の感染症の流行状況を確認できるサイトがいくつか公開されているよね（**表3**）．今回は日本語で読みやすいFORTH（http://www.forth.go.jp）を見てみると，タイはデング熱とチクングニア熱が流行しているけれど，チェンマイを含む都市部ではマラリアのリスクは非常に低いみたいだね．でも国境周辺地域，農村地域，森林地域では一年中リスクがあるみたいだし，一応国境周辺や農村部などに行ってないかあらためて聞いておきたいかな[3]．

あとはtravel-related infectionの絞り方だよね．まずは有名な「Asian Big 5」のマラリア，デング熱，チフス，レプトスピラ，リケッチアの5疾患をまず考える．潜伏期間（**表4**）から絞るのも王道だけど，この症例は帰国して3日後の発症だから正直なんでもありだね．

**後期M**：あとこれ，この段階で空気感染対策を講じるか僕なら考えると思います．麻疹・風疹もありかなーと思うので．

**後期OR（司会）**：この時はそこまで頭が回らず感染対策についてあまり考えておりませんでした．（脂汗）（☞**症例呈示③へ**）

## Discussion ③

**後期OR（司会）**：来院時発熱はなく，認めた所見は四肢の紅斑のみでした．血液検査所見が特徴的ですね．

**後期M**：白血球と血小板減少，軽度の肝機能障害とLDH上昇．デング熱の治癒傾向をみているような気がします．でもどうやって調べるんだろう．

## 症例呈示 ③ 身体所見と検査結果

General は not so ill, Vital sign は体温 36.5℃, 血圧 145/82 mmHg, 脈拍 80/分整, SpO$_2$ 98%（室内気）, 呼吸回数 16 回/分であった. 頭頸部は頸部リンパ節腫脹なく, 眼球結膜に黄染は認めず, 口腔内には紫斑や潰瘍は認めなかった. 肺音は清, 心音は過剰心音や心雑音は認めなかった. 腹部は平坦, 軟, 圧痛なし, 肝腫大なし, Traube 三角は打診で鼓音であった. 四肢に境界不明瞭な紅斑を認めた.

血液検査は次の通り. WBC 2240/μl, (Neut 24%, Eo 3%, Ba 5.4%, Lym 58.5%, Mono 9.4%), Hb 12.6 g/dl, Ht 37.2%, Plt 7.2万/μl, AST 59 IU/l, ALT 51 IU/l, LDH 456 IU/l, CPK 93 IU/l, ALP 154 IU/l, γ-GTP 49 IU/l, T-bil 0.47 mg/dl, Na 142 mEq/l, K 4.2 mEq/l, Cl 104 mEq/l, BUN 5.7 mg/dl, Cre 0.60 mg/dl, CRP 0.13 mg/dl.

後期 T：いかにもデング熱らしいね. 渡航者の発熱は重複感染もありなので, この検査結果をみてもマラリアは必ず脳裏をよぎるなー. どんな時もマラリアを除外しにいくのがセオリーだからね. でもこの人はもう解熱しちゃってるし, 自分ならスメアは引くかどうか悩むね.

後期 OR（司会）：ありがとうございます. この時の私は発症 8 日目で sick ではなく解熱しているという時間経過からスメアは引きませんでした. その代わり血小板減少の底辺を確認するために翌日も外来フォローとしました. また, デング熱を疑い血清を国立感染症研究所に送り検査をお願いしました. 検査依頼は地方の衛生研究所の一部でも可能なので, 問い合わせてみるのが早いと思います.

指導医 ST：デング熱は解熱後にショックを呈するような重症デング熱という一群があるんだよ. Warning sign（表 5）があるので, おかしいと思ったら必ず入院管理させるほうが無難だと思う[4]. もちろんこのあたりは確認しているよね.

後期 OR（司会）：そ, そうですね（震え声）.

表5 デング熱の Warning sign

| Warning signs | |
|---|---|
| Clinical | 腹痛・腹部の圧痛 |
| | 持続的な嘔吐 |
| | 傾眠・落ち着きのなさ |
| | 粘膜出血 |
| | 2 cm 以上の肝腫大もしくは腫大肝の圧痛 |
| | 臨床的な体液貯留 |
| Laboratory | 急速な血小板減少を伴う, Hct の上昇 |

## 症例呈示 ④ 追加検査と経過

【追加の血液検査】（国立感染症研究所に検査を依頼）
デングウイルスリアルタイム PCR：2 型陽性, デングウイルス NS1 抗体：陽性, デングウイルス特異的 IgM 抗体と IgG 抗体：ともに陰性, チクングニアウイルス IgM 抗体：陰性

【最終診断】デング熱

【その後の経過】
翌日の採血では血小板は回復傾向となり, その後数回フォローし治療は終了. 夫の検体も検査したところ, やはりデング熱であった！！

## Discussion ④

**初期Y**：こんな田舎にも渡航感染の症例があるんですねー．

**後期M**：夫婦そろってデング熱ってすーっごいね！　カンファレンスだからあれこれいえるけど，実際に外来にぽっと来ると頭真っ白になりそう．

**後期OR（司会）**：僕が救急外来で対応した時は，採血結果からは伝染性単核球症様症候群（Infectious Mononucleosis-like syndrome）の印象を強く受けました．『何かのウイルス感染かなー．元気だしいいか』と帰宅させ，後日デング熱と知り青ざめたというのが，恥ずかしながら実際の臨床の流れでした．

　デング熱は主にネッタイシマカやヒトスジシマカを媒介蚊とした感染症で，東南アジアや中南米で流行が認められている疾患です．最近では2014年夏に東京の代々木公園を中心にアウトブレイクし話題を集めました．潜伏期は4〜10日で発熱を主訴に発症する急性熱性疾患ですが，頭痛（眼窩後部痛），悪心・嘔吐，筋肉痛，関節痛などが認められます．今回の症例のように，回復期に皮疹が出現することが多いのも特徴です．

　さっき指導医ST先生が言っていた"Warning signは非常に重要です"，というのも，重症デング熱は解熱のタイミングで発症するからです．実際の重症デング熱は重症血漿漏出，重症出血，重症臓器障害に分類され，先ほど挙げたWarning signが重症化の指標となります．いいですか，**デング熱は解熱する時に重症化するのです．**バイタルサインでは脈圧が下がらないかモニタリングをし，採血で血小板とHctをみていく必要があります．**Warning signが2個以上該当する場合は入院加療とし，必要に応じてICU管理をしましょう．**

### 参 考 文 献

1) Spira AM, et al. Assessment of travellers who return home ill. Lancet. 361: 1459-1469, 2003.
2) Saint S: Saint-Frances Guide: Clinical Clerkship in Inpatient Medicine（Saint-Frances Guide Series）. 3rd ed. pp277-281. Lippincott Williams & Wilkins, 2012.
3) http://www.forth.go.jp/destinations/country/thailand.html（最終閲覧日：2017年4月17日）
4) World Health Organization: Dengue guidelines for diagnosis, treatment, prevention and control. World Health Organization, Geneva, 2009.

## Clinical pearl

★ 海外渡航後の発熱患者は積極的にマラリアを除外！
★ FORTHなどの地域別疾患情報サイトを見慣れておくべし！
★ デング熱は解熱のタイミングで重症化する．Warning signを見逃さない！

（小澤　労）

# Message ● メッセージ ●

## ベテランになってももっと成長したい

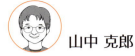 山中 克郎

　私は55歳を迎えた時，自分の行ってきた診療に何かが欠けていると感じました．総合診療の領域には，①救急室での初期診療，②集中治療，③内科病棟での診断不明症例や複合疾患の治療，④外来診察があります．これらの診療を15年続けてきましたが，「地域医療」は全く行ってこなかったことに気がつきました．

　現在の医療は病院での急性期診療が中心です．しかし，超高齢社会を迎え，病院での入院は次第に難しくなります．2030年には東京と周囲の3県（神奈川，埼玉，千葉）を合わせた地域では，毎日7万人以上が入院できなくなるという予想があります（日本内科学会雑誌2017年2月号p328）．在宅での看取りを進めることが必要になります．求められるのは地域における継続的な医療です．「点」ではなく「線」の医療です．

　地域にはユニークな歴史があります．7年目ごとに行われる諏訪大社の「御柱（おんばしら）祭」は大変勇壮な祭です．八ヶ岳の中腹から樅（もみ）の巨木を曳き出し，社殿の4隅に立てます．柱は周囲3メートル，長さ16メートル，重さ12トンもあります．老若男女，子供も混じり3000人以上の人々が，車もコロも使わず人の力だけで心を一つにして御柱を前に進めます．御柱祭は縄文文化の影響を伝えているとも言われます．諏訪地方に残る遺跡から，縄文時代（約1万5000年前から2300年前まで）には日本で最も人口密度が高い地域であり大集落が形成されていたと考えられています．

　大きな病院で診療をしていると，自分は何でも診ることができると錯覚してしまいます．他科に依頼すれば，どんな病気も診療できてしまうからです．諏訪中央病院では，common diseaseは自分で診なければなりません．「糖尿病の治療法はこんなに変わったのか」と実感できます．小さな病院なので，助け合いの精神があります．診療科を隔てる垣根が低く，どの科へのコンサルトも気楽にできます．病院総合医と家庭医が仲良く働き，互いに切磋琢磨しています．

　若手医師と交わることは，ベテラン医師にとって大変刺激になります．体力や手技では若手医師にかないませんが，若手医師から知らないことを教えてもらうと医学の真髄をもっと学びたいという気持ちが一層強くなります．内科医として，さらに自分を高めていきたいと思います．

　英国の詩人　ロバート・ブラウニング（1812-1889）の詩です．

　　Grow old along with me !
　　The best is yet to be,
　　The last of life, for which the first was made.

　　共に老いてゆこう
　　いちばんいい時はこれからだ
　　人生の最後，そのために最初が作られたのだ

　ブラウニングの名言があります．
「成長せずに，どうしてこの世に存在する意味があるだろうか」

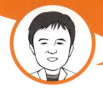

# チームワークが救命の鍵！

症例7

疑った時に実際に
どう動くのか？

## 出席者

指導医 ST　初期研修医 H　初期研修医 Y　後期研修医 OR　後期研修医 S　後期研修医 T

### 症例呈示 ① 病歴

　直腸癌に対して化学療法中の75歳女性が5コース目の化学療法目的に予定入院となった．直腸癌はstage Ⅳであり，腫瘍そのものによる狭窄のため4か月程前に内視鏡下にステントが留置されていた．骨転移による腰痛や腸腰筋への浸潤もありPSは1〜2程度であった．全身状態は決してよいとはいえない状態ではあったが，入院の際には特技の詩を披露してくれたり，笑顔をみせてくれることが多かった．

　既往歴としては左下肢のDVTがあった．そもそも直腸癌が発見されたのは骨転移による腰痛で動けなくなってしまい，家族に連れられ病院を受診したという経緯だった．担癌状態と腰痛による寝たきり状態のため入院後にDVTを併発してしまった．幸い抗凝固薬による保存的治療のみで軽快した．フォローのエコーでも血栓は確認されていない．内服薬は抗凝固薬以外に鎮痛目的のオピオイドとアセトアミノフェン，NSAIDs，プレガバリン，その他にもPPI，酸化マグネシウム，ラクツロースなどであった．

　バイタルサインは血圧106/66 mmHg，脈拍75/分　整，体温37.1℃，呼吸数14/分，$SpO_2$ 95%（r/a）．診察上は以前から指摘されていた両側の下腿浮腫と背部のわずかな浮腫以外には特記すべき所見はなかった．この下腿浮腫はここ1〜2か月の経過で出現してきたものであり，下肢静脈エコーを繰り返し行ったが血栓は消失しており，DVTによるものではなく，徐々に進行する低アルブミン血症によるものと考えられた．

　化学療法前のルーチンの採血ではCRPが20台と上昇している以外には前回値と大きな変化はなかった．

　一見すると前回の化学療法4コース目終了後退院時と変わらない様子であったが，CRP高値である原因が特定できず，予定していた化学療法は延期とした．

　改めて病歴を取り直すと旦那さんいわく，入院の前日くらいから足を痛がる様子があったとの

ことだったが，本人はむしろ下腹部の痛みがあるとのことでオピオイドのレスキュー使用回数が増えていたようだった．

担癌状態であり横になっている時間も長く，DVTの既往もあることから再度下肢静脈エコー検査を行ったがやはり血栓は認めなかった．

第2病日も下腹部〜下腿にかけての痛みあり，再度診察すると両側大腿に発赤あり，同部位に圧痛を認めた．バイタルサインには変化がなかった．両側大腿という点は腑に落ちないが発赤，圧痛があり，背景として担癌状態，浮腫あり，エントリーは不明だが蜂窩織炎として下肢挙上，冷却，セファゾリン静注で治療開始することとした．

## Discussion ①

**指導医ST**：直腸癌に対する化学療法目的に予定入院となった75歳女性の両側大腿〜下腹部痛，発赤，蜂窩織炎を疑い抗菌薬治療開始しているというセッティングですね．何か気をつけておくべきことはあるだろうか？

**初期H**：はい！ エコーは何度もやっているのでDVTではないと思います！ はい！

**初期Y**：確かにDVTも急ぐかもしれないけれど，背景として担癌状態，化学療法中で，解剖学的には下腿浮腫もあって，それに癌性疼痛に対してオピオイドも使われていて痛みがマスクされている可能性もありそうなのでただの蜂窩織炎とは考えずに壊死性筋膜炎にまで至っていないかどうかは心配です．

**後期OR**：壊死性筋膜炎を疑う状況というと，激しい痛みや水疱形成，皮膚の壊死，斑状出血，皮膚〜筋の一塊となった硬さ，紅斑の境界を越えての浮腫，皮膚の知覚鈍麻，触診や画像で軟部組織にガス，高熱，WBC増多，せん妄，腎不全，抗菌薬治療しているのに進行[1] というような症状所見があるかが大切だと思います．

**後期S**：大雑把にいうと，あれ？ この人壊死性筋膜炎かもって思うポイントとして個人的には，①患肢が見た目そんなにひどくないのに見た目以上に痛がっていること，②バイタルサインに変化が出るような全身状態の悪さ，という点かなあと思って診療しています．

**後期T**：壊死性筋膜炎を疑ったら，あとはもう試験切開に向けて準備することになるね．CTやMRIはデブリを行う範囲や腹腔内にまで波及していないか，術前画像という意味では有用かもしれないけれど，少なくとも診断に関しては必須ではないかなと思う．特にバイタルにまで影響で出ている状況でのMRIは怖いよね．

**初期H**：病歴と所見のみを証拠に試験切開をお願いするのって勇気いりそうです．はい….

**初期Y**：確かに手術や外来で忙しい整形外科や皮膚科の先生のところで試験切開お願いしますっていうのは気が引けそうです．

**指導医ST**：壊死性筋膜炎だとするとその日のうちに手術して欲しいよね．そうなるとOpe室の空き状況やOpeに入れる外科系の先生や麻酔科の先生の都合，家族へのICなどすぐにOpeできるかどうかには色々な要素が絡んでくるんだよね．壊死性筋膜炎の診療は自分一人の力では進められない部分がかなりあって，そういう意味で動くならなるべく早い時間帯に動く必要がある．朝回診で指導医と一緒に回って，日中に壊死性筋膜炎を疑ったとしたら夕方の回診まで待っている時間はないよ．

Opeには24時間以内に行きたい[5]．壊死性筋膜炎を診たことがある上級医を捕まえて一緒にベッドサイドに行って，これは怪しいねっていってもらうとだいぶ背中が押されて，よし！　お願いしに行こう！　っていう気持ちになる．さらに実際に試験切開をしてもらう段取りに関しては少しコツがある．壊死性筋膜炎に慣れている先生っていうのはざらにいるわけじゃない．頼まれる側もちょっと躊躇したりする．そのためにも準備が大事．当たり前のことかもしれないけど，まずは，手術に入っていない先生，すぐに動ける先生，壊死性筋膜炎のデブリをしたことがある先生を探そう．そこでコンサルトをするとその後は一緒にベッドサイドに行くことになるんだけど，そこでも準備が大切．患者さんにはコンサルトする前に試験切開の話をちらっとしておいたほうがいいし，ベッドサイドには外科系の回診車や切開のセットを準備しておく，介助に入ってくれる看護師さんも見つけておく．とにかくスムーズに試験切開に入れる準備をしておくこと．試験切開じたいはものの3分くらいで筋膜まであいてしまう．ここでぼ～っとみているだけではダメで，出すものを出さないといけない．グラム染色と培養を出すんだけど，そのためにもコンサルトする前からスライドガラスはポケットに忍ばせておかないといけないし，細菌培養スピッツも用意しておかないといけない．創部の表面よりもできるだけ深い感染巣，筋膜の部分をぬぐってもらったら，その場でスライドガラスに塗って後は検査室までダッシュ！

コンサルトしたらあとは全部お任せではないんだよ．試験切開や手術は外科の先生にお願いするけれど，それ以外の準備や全身管理は一手に引き受ける気概でやる．

---

**症例呈示 ② 経過**

第3病日，前日マーキングした範囲よりも発赤の拡大あり，紫斑が出現．わずかだが水疱形成も認める．全身状態も悪化しており，もともとオピオイド含め鎮痛薬が入っているにもかかわらず患肢を痛がっている．バイタルも崩れ血圧も下がり始めた．壊死性筋膜炎を念頭に置き，抗菌薬はメロペネム，バンコマイシン，クリンダマイシンへ変更し，ノルアドレナリンも開始とした．

試験切開を整形外科医に依頼し，グラム染色ではGPCchainを認めた．緊急で手術が行われることとなった．

---

## Discussion

初期H：はい！　思った通り壊死性筋膜炎ですね！　はい！

初期Y：展開が早いんですね．でも，もし試験切開にならなかったり，グラム染色で菌体が見えなかった場合はどうなるんですか？

後期S：試験切開をしない場合というと，これはもう明らかに蜂窩織炎ですねという場合だと思うんだけど，それでも自分が少しでも疑っているならコンサルトさせてもらった外科の先生と，じゃあどういう所見が出てきたら，どういう状態になったら試験切開を行うかということについてよく話し合っておくことが重要かな．

後期S：仮にグラム染色で菌体がみえなくても，筋膜が灰色がかっていたり，finger testが陽性だったりdish waterが

出るようならデブリをお願いすることになるね．

**初期Y**：finger testとかdish waterって何ですか？

**後期S**：finger testは指を入れた時に簡単に組織が剥がれていく場合を陽性といって壊死性筋膜炎に特徴的な所見といわれている[2]．dish waterは和訳では皿洗いの水ってことになるんだけど，整形外科の先生が「壊死性筋膜炎のOpeの時は，皆が想像するようなドス黒くて悪臭漂うようなドロドロの膿が出てくることはなくて，だいたいいつもシャバシャバした滲出だけなんだよね」っていっている．dish waterはそんな感じでドロドロした液体というイメージではないよ．

**後期T**：他にもエコー検査が有用という報告もあるよ．筋組織と皮下組織の間に4mm以上のFluid貯留（low echoic area）があると壊死性筋膜炎と診断（感度88.2％，特異度93.3％）できたらしい．それとLRINEC（Laboratory Risk Indicator for Necrotizing Fasciitis）スコアっていうのもあって，CRPと白血球とヘモグロビンとNaとCreと血糖値で壊死性筋膜炎の可能性の予測をするっていうものなんだけど，合計8点以上で75％以上になる[2]．でもこのスコアの面白いところは56人の壊死性筋膜炎患者と84人の重症蜂窩織炎/膿瘍患者の合計140人を解析して作っているから検査前確率が40％ってことになってるんだよね．このスコアをつけようかなと思った時は壊死性筋膜炎をだいたい40％疑ってますということなので，それこそ試験切開の適応なのかもね．しかもLRINEC 0点の報告もあるみたいだよ[6]．

**指導医ST**：結局ゴールデンスタンダードは試験切開だよ．

**後期OR**：試験切開後の流れはどうなるんでしょうか？　主治医としてマネジメントするのは僕たちになるので知りたいです．

**指導医ST**：術前，術中，術後とやることは多いよ．緊急の手術になるので麻酔科の先生がすぐに動けないこともある．輸血やアルブミンの補正が必要ならオーダーするし，電解質補正や抗凝固しているならリバースしたり．それに麻酔をどうかけるかということも議論が必要なところだね．今回の症例みたいに全身状態が悪い人に全身麻酔って躊躇したいって思うし，できれば腰椎麻酔でできればいいなって思ったりもするよね．これに関してはデブリがどこまで広がりそうかということを外科の先生と議論しておかないといけない．特に本症例のような両下腿に病変がある場合や生殖器/陰部から起こるようなフルニエ壊疽を疑う場合には下肢のデブリだけでなく，後腹膜〜側胸部や背部まで範囲が広がることがある．術前にデブリの範囲を身体所見から予想するけれど，実際にOpeになったらデブリ範囲がどんどん拡大していくことがある．そういう意味で全身麻酔のほうがメリットは大きいと思うよ．外科の先生も躊躇せずに切開できるので十分なデブリにつながると思う．

**初期Y**：デブリの範囲が広がるってことは術前にコンサルトするのは整形外科の先生だけでOKじゃないってことですか？

**指導医ST**：すっごいね！　イケてる質問だね！　解剖に立ち返ると，腸骨筋や大腰筋の停止は大腿骨小転子部になっている．つまり，大腿の縫工筋や長内転筋の筋膜に感染が波及していれば，そのまま腸骨筋や大腰筋の筋膜をつたい感染していくことになるね．そうなると整形外科の先生だけでなくて消化器外科の先生にも声をかけておくことが必要なんだよ．

## 症例呈示 ③ 手術

　緊急手術は全身麻酔下に整形外科医と消化器外科医の合同で行われた．両側大腿を開創するとdish waterの滲出があり，筋膜は指で簡単に剥がれるほどもろかった．整形外科医によって両側の大腿は起始部までデブリされた．術中のグラム染色でもGPCchainが観察された．両側大腿に病変があるにもかかわらず会陰部には病変がなかったため腸骨筋や大腰筋を介して右側大腿から左側大腿（あるいは左から右）への感染経路も考慮され，消化器外科医によって後腹膜側の試験切開が行われた．視診上，筋膜はきれいであり，術中のグラム染色でも菌体は観察されなかったためOpeは終了となった．

## Discussion ③

後期OR：デブリの範囲の目安の一つとして術中にもグラム染色に行ったり，どこまであけるかということについて整形外科や消化器外科の先生たちとディスカッションしているんですね．大忙しですね．

指導医ST：もっとあけなくていいか，筋肉までとらなくていいかということについて議論が必要になるからね．

初期H：でも手術が終わって一安心ですね．

指導医ST：いや，まだ一息はつけないよ．術後の全身管理はもちろんだけど，もう1つ大事なことは追加デブリが必要でないかよく観察すること．時間があうのであれば整形外科の先生の包交の時間に合わせてベッドサイドで向かい，追加デブリが必要でないかディスカッションすること．虎視眈々と追加デブリを狙おう．

## 症例呈示 ④ 術後経過

　術後1日目にはノルアドレナリンは終了でき，バイタルは安定した．術後2日目，左下腿内側に発赤がやや拡大していたため，追加デブリを局所麻酔下に行った．また左側胸部に発赤と熱感がありマーキングを行った．術後4日目，バイタルは相変わらず安定していたもののマーキングしていた範囲を越えて発赤，熱感，圧痛が拡大したため，外科医，麻酔科医と相談のうえ，再度全身麻酔下に側胸部のデブリを行うこととした．術中のグラム染色ではGPCchainが認められた．

　2回目のOpe以降は局所の感染コントロールもつき，発赤範囲が拡大することはなかった．

　術後1か月半，リハビリで歩行練習を開始し，4か月後にウォーカー歩行で自宅退院となった．

## 最終診断　壊死性筋膜炎

## 解説

　壊死性筋膜炎は病変の主座が表層の筋膜であるものを指すが，起因菌や病変の深さによっても分類され病名がいくつかある．しかしマネジメントが共通しているため壊死性軟部組織感染症（necrotizing soft tissue infection: NSTI）とひとまとめにして扱われることが多い．致死率は2～3割にも及ぶため，早急な対応が必要である．診断するためには『疑ったら開ける』し

かない．言葉にするとわずかこれだけなのだが，いくつかのハードルがある．私がそうであったのだが，後期研修医として「はいはい蜂窩織炎ね」と入院を受け持ったりして，「あれ？　蜂窩織炎のはずなのに何か全身状態が悪い，バイタルが崩れてきた」「見た目以上に痛そう，赤くない部分も痛がっている」というような時に，まだ大丈夫だろうと待ってしまう．頭ではちらりと壊死性筋膜炎のことがよぎるのだが，蜂窩織炎くらい自分で診られるという変なプライドや外科の先生へのコンサルトをおっくうに思ってしまったりするのがいけない．『迷った時は正しい方向に間違う』べきである．当たり前だが患者のことが最優先である．まずは壊死性筋膜炎を診たことがある人や力になってくれる人に相談しよう．ひとまず事が前に進み始めれば「試験切開をお願いしよう」という気持ちが高まる．試験切開自体は大それた手技ではなく，数分で筋膜まで達する．一度でも壊死性筋膜炎の診療に関わってくださった外科医の先生であれば自分が思っている以上に簡単に「いいよ，よし開けようか」といってくれるだろう．小さい切開創はできるが，疑っているのに試験切開しないで待つことのメリットはおそらくない．

　壊死性筋膜炎診療のもう一つのポイントは『とにかく色んな人を巻き込む』ことである．今回の症例にしても腫瘍内科，総合診療科，整形外科，消化器外科，麻酔科，病棟，ICU，オペ室，細菌検査室ととにかく足を運んで色んな人とディスカッションしたりお願いをしたりした．特に，抗菌薬が根本的治療ではなくデブリードマンしない限り救命することは難しい病気であるため外科医の協力が必須である．またその悪化していく早さから，一人で抱えて頑張るよりもチームでやることを分担し同時並行で進め，1分1秒でも早くオペ室に患者を連れて行く．オペ出しに慣れている内科医は少ない．色んな人に協力をあおごう．

### 参考文献

1) Stevens DL, et al: Practice guidelines for the diagnosis and management of skin and soft-tissue infections. Clin Infect Dis 41: 1373-1406, 2005.
2) Hasham S, et al: Necrotising fasciitis. BMJ 330: 830, 2005.
3) Ultrasonographic screening of clinically-suspected necrotizing fasciitis. Acad Emerg Med 9: 1448-1451, 2002.
4) Wong CH, et al: The LRINEC (Laboratory Risk Indicator for Necrotizing Fasciitis) score: a tool for distinguishing necrotizing fasciitis from other soft tissue infections. Crit Care Med 32: 1535-1541, 2004.
5) Wong CH, et al: Necrotizing fasciitis: clinical presentation, microbiology, and determinants of mortality. J Bone Joint Surg Am 85-a: 1454-1460, 2003.
6) Wilson MP, Schneir AB: A case of necrotizing fasciitis with a LRINEC score of zero: clinical suspicion should trump scoring systems. J Emerg Med 44: 928-931, 2013.

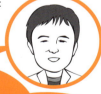

## Clinical pearl

★壊死性筋膜炎を疑ったら試験切開をお願いする．
★壊死性筋膜炎の診療においては色んな人たちの協力が必要，それぞれが力を発揮できるように裏方の仕事をきっちりやる．

（水間悟氏）

# 症例8
# 降参して胃腸炎の診断?

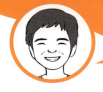

診断に困るときほど
●●が大事

## 出席者

後期研修医 S(司会)　初期研修医 Y　初期研修医 H　後期研修医 M　後期研修医 OR　後期研修医 OH　指導医 ST

### 症例呈示 ① 病歴

　45歳の男性が，2週間前からの繰り返す腹痛，水様便を主訴に救急外来を受診した．受診の15日前まで特に症状はみられなかったが，14日前から心窩部痛が徐々に出現した．13日前，腹痛が繰り返すため，近医Aを受診した．そこで上部消化管内視鏡を施行され，表層性胃炎と既に瘢痕化している十二指腸潰瘍という診断を受けた．ラベプラゾール®，ブスコパン®を処方された．その後，内服を始めたが効果はなく，むしろ水様便もきたすようになった．血便・粘液便はなかったが，10〜20回/日の頻度で下痢をするようになった．2日前，腹痛が持続するということでB病院を受診した．CTも施行されたが，問題ないといわれた．受診当日，腹痛が繰り返すため当院の救急外来を受診した．

　既往歴は憩室炎(虫垂炎といわれ手術をした)，坐骨神経痛．5年前から気管支喘息・全身掻痒症といわれた．小児喘息の既往はなく，地元の祭に参加したあとから喘息発作が出現するようになったという．

　薬剤歴として，常用薬はアレロック®の内服とシムビコート®吸入を近医Aで処方されている．今回の腹痛・水様便のエピソードに対して，ラベプラゾール®，ムコスタ®，セルベックス®，プリンペラン®，ブスコパン®(頓用)を処方されたが，どれもほとんど効果がないと感じている．

　アレルギーはなく，飲酒・喫煙歴もない．鋳物の工場の作業員をしており，最近仕事が忙しさを増しストレスを感じている．看護師の奥さん・小学生の長男との3人暮らしで，職場の同僚・家族に同様の症状をきたしている人はいない．

## Discussion ①

　**後期S(司会)**：腹痛と下痢が2週間ほど続いているようですね．

　**初期Y**：慢性下痢というにはやや短い経過ですが，急性胃腸炎にしては長過ぎます．炎症性腸疾患…，そうですね，

潰瘍性大腸炎やクローン病が鑑別に挙がります．

**後期 OR**：同じような経過で腸管ベーチェットを経験したことがあります．

**初期 H**：工場での勤務というのも気になります．重金属，たしか鉛中毒が腹痛を繰り返すと公衆衛生で勉強しました！

**後期 M**：胃潰瘍を何回か繰り返している時には，ガストリノーマによる難治性潰瘍も考えるように消化器の先生にはいわれました．

**後期 M**：坐骨神経痛の既往とありますが，NSAIDs の服薬はいかがですか．薬剤性大腸炎の原因で NSAIDs や PPI があります．

**初期 Y**：…えっと，最近の食生活の変化はありましたか？ 食物アレルギーやセリアック病とかはどうでしょう．

**後期 S（司会）**：さて，矢継ぎ早に質問が出ましたね．鑑別も素晴らしいと思います．それらを意識して追加の病歴を聞いてみましょうか．

---

### 症例呈示 ② 追加の問診

腹痛について詳細に問診をしてみると，発症は突発ではなく，数分の経過で痛くなるようだった．部位は心窩部に起こることもあるし，腹部全般に起こることもある．一度，痛みが生じると数十分から数時間して，軽快あるいは消失する．痛みの性状については「表現のしようがない」とのことだった．寛解因子はなく，増悪因子については食後に強くなることが多いが，食事なしでも痛くなる．

随伴症状には水様便，嘔気があり，放散痛は認めない．

ROS としては繰り返す腹痛に加え，水様便・嘔気があり，この 2 週間で 3 kg の体重減少を認めた．嘔吐，血便，便秘，頭痛，胸痛，背部痛，四肢の関節痛，発熱，悪寒戦慄，眼症状といった症状は認めなかった．

海外渡航歴はなく，同性との性交渉もない．食生活の変化や食事内容と消化器症状との関係には心当たりがない．過去から現在に勤務した工場はすべてアルミニウムや鉄の加工で，鉛製品は扱っていない．

---

## Discussion ②

**後期 S（司会）**：追加の病歴ももとに一度鑑別を見直しましょうか．繰り返す腹痛と水様便が主症状のようですね．

**後期 M**：鉛中毒は病歴からは可能性が低そうです．セリアック病はもともと common な病気ではないですが，食生活にも変化はなさそうですから，可能性は低いでしょうね．

**後期 S（司会）**：いわゆる急性腹症だと 2 週間続くということは考えにくいですね．繰り返す腹痛というキーワードで考えるとどうでしょうか．

**後期 OR**：過敏性腸症候群が多いと思いますが，それは器質的な疾患を除外してからですね．あとは診たことはないですが，ポルフィリンも．精神状態の変化もあったか気になりますね．

**初期 Y**：アレルギー絡みで食物アレルギーや血管性浮腫．好酸球性胃腸炎も病名だけは聞いたことがあります．

後期S（司会）：普段挙がらない鑑別疾患もたくさん登場していますね．これらを病歴だけで詰めていくのは難しいと思いますので，まずは身体所見と検査へ進みましょうか．

### 症例呈示 ③ 身体所見

バイタルサインには異常を認めなかった．診察時には痛みはやや落ち着いている様子だった．胸部の診察では異常心音・心雑音なし，呼吸音も清．腹部には臍の右下に手術痕があった．平坦・軟で，腸蠕動音はやや亢進していた．心窩部周辺に圧痛を認め，下腹部には圧痛はなし．Tapping pain，筋性防御・反跳痛はなかった．両肘内側に軽度のアトピー性皮膚炎の所見を認めた．

## Discussion ③

後期S（司会）：病歴ではお腹がかなり痛そうな印象でしたが，診察時には腹膜刺激徴候はないようですね．その他にもアトピーがあるくらいで，これといった異常所見はなさそうでしょうか．その後の診療はどのように進めましたか？

後期OH：画像所見も含め，症状を説明しうる明らかな異常所見は認められませんでした．ただ，腹痛は強く，入院のうえ精査と経過観察を行う方針としました．追加の検査として，PPIなどによる顕微鏡的大腸炎を鑑別に挙げたので，スクリーニングの大腸生検目的に下部消化管内視鏡を依頼しました．

### 症例呈示 ④ 初期検査結果

まず，血液検査を提出した．血算でWBC 9660/μl，分画は好中球74.9%，好酸球3.5%，リンパ球16.5%という内訳だった．Hb 15.7%，Plt 33.7だった．生化学検査に特記すべき異常はなく，甲状腺機能は正常範囲内．CRP・血沈も正常範囲内だった．便検査でも便中白血球はなく，潜血・脂肪便も認めなかった．

腹部から骨盤にかけてCTを撮影した（図1）．脂肪肝の所見があり，胆嚢内・胆管結石はなかった．回盲部腸管に軽度の浮腫，上行結腸に憩室を認めたが，憩室炎の所見はなかった．腹水の貯留はなし．

胆石症などの可能性につき，腹部エコー・MRCPも追加されたが，脂肪肝の所見のみで胆嚢内胆石なし．胆管拡張も認めなかった．

下部消化管内視鏡では大腸全体に非特異的な炎症性浮腫を認め，下行結腸に軽度の粘膜浮腫を認めた（図2）．積極的に炎症性腸疾患を疑わせる所見はなし．上行結腸から直腸までスクリーニング生検を実施した．

上部消化管内視鏡では前医で指摘された消化性潰瘍の所見もなく，食道・胃・十二指腸に異常所見なし．

入院後も腹痛は続くが，仕事を理由に退院希望あり．生検結果は後日外来でお伝えすることとし，退院となった．過敏性腸症候群の可能性もあり，退院時にはセレキノン®，ガスモチン®を

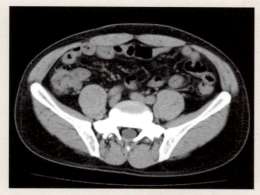
図1　腹部CT（単純）：回盲部腸管に軽度の浮腫

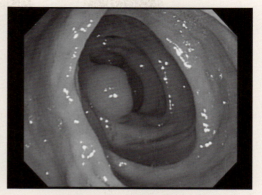
図2　下部消化管内視鏡：非特異的な炎症性浮腫

処方した．
　しかし退院後も腹痛は繰り返し，再度救急外来を受診した救急医が診察を行い，採血・CTも試行したが，明らかな腹痛の原因を認められなかった．腹痛の経過観察目的に入院となった．
　すると病棟へ移動後に気管支喘息発作が出現した．SABA吸入のみでは改善せず，中発作としてプレドニン®30 mg内服を開始したところ喘息発作は軽快した．
　入院翌日から腹痛は軽快傾向となり，いったんは消失した．後日外来フォローとして入院3日目に退院した．

## Discussion ④

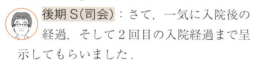

後期S（司会）：さて，一気に入院後の経過，そして2回目の入院経過まで呈示してもらいました．

後期OH：明らかな異常所見を認めなかったので，過敏性腸症候群の診断にしかかっていました．違和感はありましたが，初回の退院時には他の鑑別診断は挙がっていませんでした．やはり違うようでした．

指導医ST：『何かおかしい』という感覚はとても大事で，それを言語化できるようになると力がついてきた証拠です．

後期M：2回目の入院時には気管支喘息発作もきたしていますね．そしてその治療でステロイドが入っています．ステロイドが効く病態なのかもしれません．免疫が関わるような病気で，アレルギー性肉芽腫性血管炎などで消化管病変が出ることはありうるかと思います．それも踏まえるとTissue is the issueで生検の結果が知りたいですね．

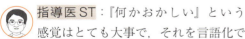
**症例呈示 ⑤ その後の経過**

　外来フォロー前に生検結果が帰着した．すると，上行結腸を優位とする粘膜浮腫と好酸球浸潤（50～100/HPF）を認めた．好中球・リンパ球の浸潤はなく，肉芽組織やCollagenous bandは認めなかった．
　退院後は気管支喘息発作に対してプレドニン®30 mgを内服していたが，その内服が5日間で終わると，その翌日から腹痛が再燃したという．外来予定日まで我慢し受診し，上述の生検結

果から好酸球性胃腸炎の診断となった．

腹痛は再燃しており，好酸球性胃腸炎の治療目的に3回目の入院となった．絶食・補液のうえ水溶性プレドニン（PSL）30 mgでの治療を始め，入院翌日から腹痛は消失した．それ以降は腹痛の再燃なく，食事を開始し，退院となった．退院後は外来にてプレドニン®を漸減している．

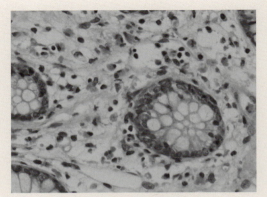

図3　HE 染色（上行結腸）
好酸球の浸潤を認める．

### 最終診断

好酸球性胃腸炎

### 解説

好酸球性消化管疾患は好酸球の消化管局所への異常な集積から好酸球性炎症により組織が傷害され，機能不全を起こす疾患の総称である．そのうち病変部位により好酸球性胃腸炎と好酸球性食道炎に大別される．

厚生労働省の難病認定での診断基準（表1）では症状に加えて，腸管粘膜の生検所見あるいは腹水中の好酸球を重視している．その他の参考所見として気管支喘息などのアレルギー疾患歴，好酸球増多，CT・内視鏡所見やステロイドへの反応性が挙げられる．裏を返すと，好酸球性胃腸炎の診断には内視鏡での生検所見あるいは腹水の検査所見が必須である．本症例では症状（腹痛・下痢）に加えて，大腸内視鏡の生検所見が診断の決め手となり，生検が診断の見落としを防いだともいえる．参考所見に相当する気管支喘息の既往やステロイドへの反応性にも気づいていれば，その事前確率を高めることができたかもしれない．

治療について，十分な比較試験は行われていないがプレドニゾロン0.5〜1mg/day/kgから投薬を始め1〜2週後から漸減することが多い．①再燃することも多く，ステロイドの長期投与が必要となる症例もある．ステロイドが有効でない場合には免疫抑制薬が用いられるこ

表1　好酸球性胃腸炎の診断基準

| 必須項目 |
| --- |
| 1. 症状（腹痛，下痢，嘔吐等）を有する． |
| 2. 胃，小腸，大腸の生検で粘膜内に好酸球主体の炎症細胞浸潤が存在している（20/HPF 以上の好酸球浸潤，生検は数か所以上で行い，また他の炎症性腸疾患，寄生虫疾患，全身性疾患を除外することを要する．<br>終末回腸，右側結腸では健常者でも 20/HPF 以上の好酸球浸潤を見ることがあるので注意する．） |
| 2'. あるいは腹水が存在し腹水中に多数の好酸球が存在 |

| 参考項目 |
| --- |
| 1. 喘息などのアレルギー疾患の病歴を有する． |
| 2. 末梢血中に好酸球増多を認める． |
| 3. CT スキャンで胃，腸管壁の肥厚を認める． |
| 4. 内視鏡検査で胃，小腸，大腸に浮腫，発赤，びらんを認める． |
| 5. グルココルチコイドが有効である． |

とがあり，専門科との連携が望ましい．原因が不明であるため原因療法を行うことは難しいが食物中のアレルゲンを除去することを目的に成分栄養食，牛乳，小麦，卵などの除去食が行われることがある．②再燃時などには症状を誘発した食物がないか詳細に病歴を聴取することも重要である．

本症例での初回入院時には，明らかな器質的異常が指摘できず過敏性症候群も疑われた．実際に過敏性腸症候群との鑑別が問題になる．過敏性腸症候群の原因として腸管の微細な炎症が重要視されており，過敏性腸症候群と好酸球性胃腸炎には重なりがある可能性もあり，興味深いところである．もちろん過敏性腸症候群はcommonな疾患なので，その診断時に全例で内視鏡での生検を行うことは現実的ではないかもしれない．しかし過敏性腸症候群としてコントロール不良時には，好酸球性胃腸炎を疑わせるエピソードがないか注意し，内視鏡生検での病理学的検討を行う価値は高いと考えられる．

■ 後期研修医の反省部屋

カンファレンスのようには鑑別疾患が挙がっておらず，途方にくれていたところに病理の検査結果に救われました．

まさに降参しかかっていたところ好酸球性胃腸炎の診断で大逆転でした！（…シーン）

冗談はさておき，一見正常粘膜でも異常がみつかることがあり，内視鏡医の先生にちゃんとお願いをすること，病理に足しげく通うことの重要性を再認識しました．病理の先生は質問するとたくさん教えていただけるので，ぜひ皆さんも通いましょう．

### 参考文献

1) Chen MJ, et al: Eosinophilic gastroenteritis: clinical experience with 15 patients. World J Gastroenterol 9: 2813-2816, 2003.
2) Lee CM, et al: Eosinophilic gastroenteritis: 10 years experience. Am J Gastroenterol 88: 70-74, 1993.
3) Spergel JM, et al: Nutritional management of eosinophilic esophagitis. Gastrointest Endosc Clin N Am. 18: 179-194, 2008.

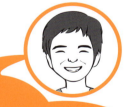

## Clinical pearl

★「繰り返す腹部疝痛」＋「気管支喘息」→ 好酸球性胃腸炎を考える．

★ Tissue is the issue. 内視鏡で異常がなくても，生検が鍵になることがある．

（小澤廣記）

症例9

# 男だったら?

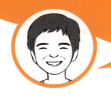

全身に症状がある時に考えること!

## 出席者

後期研修医 T（司会）　初期研修医 H　初期研修医 Y　後期研修医 M　後期研修医 OR　後期研修医 OH　指導医 ST

### 症例呈示 ① 患者プロフィールと主訴

　30歳の男性が4か月前からの全身倦怠感を主訴に受診した．受診の4か月前までは健在で，自動車工場の整備部門で働き，オフではロックバンドのドラマーとして，精力的に活動していた．
　4か月前，自身の誕生日が近くなり，連日飲み会が続いていた．誕生日当日の飲み会で疲労感を自覚したが，その後はまたいつものとおり暮らしていた．3か月前に会社の慰安旅行があり，その旅行翌日から強い肩こりや全身倦怠感を自覚し始めた．その後，疲労感は日に日にひどくなり，これまで感じたことのないほどになった．2か月前，近医を受診し，肩こりに対してロキソニン®，ミオナール®を処方された．同時期に会社の健診を受診し，血液検査も受けていた．マッサージやロキソニン®の内服でなんとか耐えていたら，徐々に症状は改善傾向となった．1週間前，会社の健診結果が返ってきて，血液検査異常（正球性貧血・血小板高値・低アルブミン血症）があった．その健診異常につき，当院内科外来を紹介受診した．
　既往歴には片頭痛，季節性アレルギー性鼻炎・結膜炎がある．内服薬はロキソニン®，ミオナール®を症状に合わせて飲んでいる．スギ花粉，ラテックス，フルーツ，甲殻類（エビ・カニ）に対するアレルギーがある．アルコールはもともと週2，3回飲む機会があり，ビール6缶ほど飲んでいたが，今回体調が悪くなってからは機会があればビール1杯飲む程度に減った．10本/日×10年間の喫煙歴がある．家族歴では父が尿路結石，母が子宮筋腫．悪性腫瘍・膠原病などの家族歴はない．

## Discussion ①

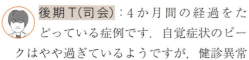

**後期 T（司会）**：4か月間の経過をたどっている症例です．自覚症状のピークはやや過ぎているようですが，健診異常で受診しています．この健診異常は何を示唆するのでしょう．外来担当医だったらどのように考えますか．

後期M：健診異常だと高コレステロール血症や便潜血陽性とかが多いですよね．若年女性の鉄欠乏貧血も多いですが，30歳男性のこのパターン．僕はまだ出会っていないです．でもこの検査以上の組み合わせだと慢性炎症を考えますね．

初期H：感染性心内膜炎，結核はまず考えたいです！　はい！　あと悪性腫瘍？

初期Y：30歳なので悪性腫瘍の可能性は比較的低くなると思います．精巣癌など若年発症の癌だったらあっていいですが頻度は低そうですよね．

後期M：活動度の高い男性ということなので，HIV・梅毒といった性感染症はあってもおかしくないですね．伝染性単核球症や慢性のCMV感染症というのも聞いたことがあります．

初期Y：お酒はそこそこ飲むみたいですし，アルコール性の肝炎でこういう経過になることってありますかね．

後期OR：膠原病などもあっていいですよね．若い男性ならベーチェット病などはありえそうです．ROSでは主症状にあたる口内炎や外陰部潰瘍，皮膚・目の症状を聞きたいです．

後期T（司会）：追加の問診の話になりましたね．では今挙がった鑑別を浮かべつつ，病歴の続きを聞いてみましょう．

後期OH：はい．実はROSでさまざまな全身症状が経過にある方なので，先に曝露歴をお話します．

### 症例呈示② 追加の問診

海外渡航はなし，温泉・山川海への旅行なく虫刺症も記憶にはない．鳥・爬虫類をはじめ動物は飼育しておらず，精肉業などのバイト勤務もない．性交歴として，現在パートナーはおらず，直近の性交渉は受診の2か月前に女性と．同性や不特定多数との性交渉，風俗利用歴はない．

後期OH：ROSでは次のような陽性症状を認めました．とても多くなったので，箇条書きにします．

後期OH：これらすべての症状がずっと続いているわけではありません（初診時に残っていた症状は下線）．

表1　本症例のROS

| | |
|---|---|
| 陽性症状 | 悪寒，全身倦怠感，寝汗，嘔気，食思不振，体重減少（3か月で68kg→55kg）<br>めまい，たちくらみ，上肢の易疲労感（工場での力仕事ですぐに疲れる），冷感，疼痛，息切れ，動悸，胸部圧迫感，吸気時胸痛<br>下肢の脱力（立ち上がるのさえ辛い），易疲労感（今までと同じように働けないほど），間欠性跛行（ちょっと近くの駐車場まで歩くだけで疲れて立ち止まってしまう），頭痛，後頸部痛，胸背部痛，頻尿，飛蚊症（視界に黒い点が飛ぶような感じ） |
| 陰性症状 | 発熱，戦慄，流涙，鼻汁，咳，痰，血痰，咽頭痛，腹痛，全身筋肉痛，起座呼吸，夜間呼吸困難，嘔吐，下痢，便秘，排尿時痛，排尿困難，失神発作，片麻痺，脈拍欠損，指のしびれ感，狭心症状 |

### Discussion ②

後期T（司会）：とてもたくさんの症状が全身性に起こっているようですね．手掛かりが多いようで，逆にどう説明すればいいか難しいかもしれません．何に注目しましょうか？

後期M：症状が多すぎて，困っちゃいますよね．自分だったら少し面倒な人なのかとか，場合によっては心因性なんじゃないかなって第一印象で思ってしまうかもしれません．主観的な症状に惑わされないよう，客観的な情報に注目したいです．

その意味で，この体重減少が本当なら異常ですね．

**後期OH**：症状が多いと困る気持ち，よくわかります（苦笑）．でもこの方の場合，こちらが質問して初めて『そういえばそんな症状がありました』とお答えされるような方でしたよ．

**指導医ST**：なるほどね．情報が多彩な時は一度視点を引いてみるといいよ．つまり，一つひとつの情報に注目して考え過ぎると，そこに引っ張られてしまうんだ．遠景としてみるというか，この場合は『全身にさまざまな症状がある』という1つのパターンで考えたらどうかな．

**初期H**：そうするとやっぱり感染性心内膜炎はどうでしょう．でも途中でよくなったりするかな．あと，リウマチ性多発筋痛症にしては年が若いですね．他には血管炎とか？

**後期M**：一口に血管炎といっても色々あるよね．血管のサイズ，大・中・小とで整理するといいと思います．ANCA関連血管炎などの小血管炎は，局所の症状が出やすいですが，それに特徴的な関節痛や皮疹はないようですね．そうすると大血管炎・中血管炎にあたる疾患がありうると思います．

**後期T（司会）**：いいですね．ではそれらを踏まえて身体所見を見てみましょう．

---

**症例呈示 ③ 身体所見**

意識清明で36.8℃と発熱を認めなかった．血圧・脈拍・呼吸状態にも異常はない．上肢・下肢で血圧の10 mmHg以上の左右差もなし．腹部の診察で両側腎動脈領域に収縮期駆出性の血管雑音を聴取した．異常心音・心雑音なし，腎動脈領域以外には血管雑音なし．末梢動脈の脈拍は触知できた．その他一般身体所見に異常なし（皮膚・神経・関節所見なども異常なく，peripheral signも認めなかった）．

---

## Discussion ③

**後期T（司会）**：おっと，意外に（？），身体所見での手掛かりがあまり得られませんでした．腹部での血管雑音は血管炎の所見だとすると腎動脈をおかすような中血管炎の所見ともとれるでしょうか．検査をどのように進めていくかを議論してみましょう．

**初期H**：慢性炎症ということなので，一般的な検査項目を提出しつつ，鑑別に挙がっているものをみていく感じですか？

**後期OR**：具体的には？

**初期H**：ええっと（当たりが厳しいなぁ），感染症のとこだとまずは血培っすね！　あとは，本人の承諾を得てHIV，B肝・C肝，梅毒の検査もセットでできますね．

**後期M**：結核は胸部X線やCT（きっと撮るよね）で異常がなければ，ツベルクリン反とQFTですかね．ないことの証明は難しいですが，膠原病関連で抗核抗体，補体．小血管炎ぽくないという意見も出てましたがANCA関連抗体，補体も自分なら出すと思います．

## 症例呈示 ④ 初期検査結果

血算では白血球数は 7,880/μl, Hb 23.9 g/dl, MCV 77.9, 血小板数 56.8 万/μl だった. 生化学では総タンパク質 7.4 g/dl, Alb 3.2 g/dl で, その他の電解質・肝機能検査は正常範囲内だった. CRP 9.80 mg/dl, 血沈（1 時間値）91 mm と高値だった.

血清蛋白分画は Alb 49.7%, α1 5.5%, α2 15.6%, β 12.8%, γ 16.4%, A/G 比 1.0 だった. C3・C4・抗核抗体・ANCA 関連抗体・クリオグロブリンはいずれも正常範囲内であった. 梅毒 TPHA・HBs 抗体・HCV 抗体・HIV 抗体のいずれも陰性で, ツベルクリン反応も陰性だった.

全身の造影 CT を行ったところ, 上行大動脈から大動脈弓部, 下行大動脈にかけての大動脈に血管壁肥厚を認めた. 大動脈からの分枝にも, 腕頭動脈・左総頸動脈・左鎖骨下動脈・肺動脈に壁肥厚を認めた. 腎動脈には壁肥厚はみられなかった.

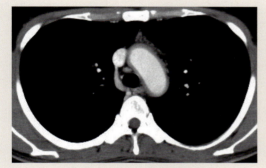

図1　造影 CT：大動脈弓部

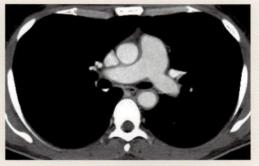

図2　造影 CT：肺動脈分岐部

## Discussion ④

**後期 T（司会）**：血液検査からは慢性炎症が示唆されます. ANCA 関連血管炎などを疑う検査異常はありませんでしたね. そして画像所見のインパクトが強烈ですね. 腹部の血管雑音は非特異的なものだったということでしょうか.

**後期 OH**：そう考えています. 腹部エコーでも腎血流には問題はありませんでした.

**後期 T（司会）**：大動脈弓の壁肥厚があり, 大動脈の血管炎ということでよさそうでしょうかね. 具体的な疾患名は挙がりますか？

**初期 Y**：高安動脈炎, 巨細胞性動脈炎の 2 つです.

**指導医 ST**：この 2 つの鑑別は難しく, 一番の鑑別のポイントは年齢です. 40 歳が分かれ目といわれています. そうすると高安動脈炎っていうことになりますが, 女性に多い疾患ですよね. 80〜90% が女性です. 果たして男性でも高安でいいんでしょうか.

　一同：….

**後期 T（司会）**：主治医チームで他に挙げた鑑別や追加の議論はありますか.

| 症 例 呈 示 | ⑤ 症例の経過と最終診断

**後期OH**：チームでも同様の議論になり，他の大動脈炎をきたしうる疾患を検討することにしました．鑑別診断に挙げたのは高安動脈炎，巨細胞性動脈炎に加えて，血管ベーチェット，IgG4関連疾患，Cogan症候群，細菌性大動脈瘤などです．

巨細胞性動脈炎は若年発症ですので否定的で，血管ベーチェットについてはベーチェット病の主症状を認めませんでした．IgG4関連疾患も血清IgG4値は正常範囲内でしたので積極的には疑いませんでした．Cogan症候群は炎症性の眼病変と内耳病変に加えて，大動脈炎を含む血管炎を発症することがあるそうです．眼科と耳鼻科に併診を依頼しましたが，角膜炎や難聴の所見をふくめ，異常所見を認めませんでした．細菌性大動脈瘤については血液培養3セットの陰性を確認しました．

結局のところ，男性例ではあるものの，高安動脈炎で矛盾せず，他の鑑別疾患も否定的ということで診断としました．

| 症 例 呈 示 | ⑥ その後の経過

PSL 60 mgで治療を開始し，症状および検査所見での寛解を得てからステロイドを減量し，内科外来でフォロー中である．

| 最 終 診 断 |

高安動脈炎（大動脈炎症候群）

| 解 説 |

高安動脈炎（大動脈炎症候群）は大動脈およびその主要分枝や肺動脈，冠動脈に閉塞性，あるいは拡張性病変をきたす原因不明の非特異的大型血管炎である．大動脈およびその分枝血管を侵し，病変の部位や広がりによって多彩な臨床所見を呈する全身性疾患である．これまで大動脈炎症候群とも呼ばれていたが，国際的にはTakayasu arteritisと呼ばれており，呼称は高安動脈炎に統一された．上肢血管の消失がよくみられるため，脈なし病とも呼ばれる．

このため症状は多彩であり，下記のようなものが起こりうる．本症例でみられた症状を太字とする．

(1) 頭部虚血症状：**めまい**，**頭痛**，失神発作（**立ちくらみ**），片麻痺など
(2) 上肢虚血症状：脈拍欠損，**上肢易疲労感**，手指のしびれ感，**冷感**，**上肢痛**
(3) 心症状：**息切れ**，**動悸**，**胸部圧迫感**，狭心症状，**不整脈**
(4) 呼吸器症状：呼吸困難，血痰，咳嗽
(5) 高血圧
(6) 眼症状：一過性または持続性の視力障害，失明
(7) 耳症状：一過性または持続性の難聴，耳鳴
(8) 下肢症状：**間欠性跛行**，**脱力**，**下肢易疲労感**
(9) 疼痛：下顎痛，歯痛，頸部痛，**背部痛**，**胸痛**，**腰痛**

(10) 全身症状：発熱，**全身倦怠感**，**易疲労感**，リンパ節腫脹（頸部）
(11) 皮膚症状：結節性紅斑

　そしてこのように多彩な症状をとることこそが，高安動脈炎を疑うきっかけともいえる．急性疾患であれば，大動脈解離が同様に多彩な症状をきたすことから疑う疾患であるのとよく似ている．

　ROSは全身の臓器に対応して聴取していくのが皆さんにとってもルーチンになっていると思われるが，複数の臓器系にまたがる症例ではそのどれにも影響を及ぼす大動脈の関与を必ず考えるようにしたい．また，受診した理由に関係がないと患者さんに自己判断されてしまうような症状は，最初に語ってくれないこともある．本例も4か月間の中での倦怠感の経過が最初に語られたが，closed questionで聴取していくと，病歴を「再発見」することができた．ROSで系統的に病歴を聴取することの重要性をあらためて強調したい．

■ 後期研修医の反省部屋

　実は，大動脈炎だろうというところまでわかって担当し始めた症例でした．高安動脈炎でいいのか，他の鑑別疾患がありうるのか．その眼で病歴と身体所見・検査を再評価していく過程がとても勉強になった症例でした．

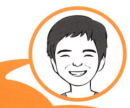

## Clinical pearl

★ 全身に多彩な症状を認める場合には大動脈の関与も疑う．
★ 非典型的な症例ではまれな可能性についても思いを馳せておく．

（小澤廣記）

## 症例10

# よくある主訴にご用心

心房細動患者の腹痛は気をつけろ！

### 出席者

指導医 ST

初期研修医 H

初期研修医 Y

後期研修医 M

後期研修医 S

後期研修医 K

### 症例呈示 ① 病歴

　後期研修医Sはいつものように当直で救急外来に詰めていた．そこへ，右季肋部痛を主訴とする61歳の男性の収容要請が救急隊よりあった．後期研修医Sは受け入れ可能の返事を救急隊にしながら，この患者を電子カルテで調べた．脳出血の既往があり，抗凝固されていない持続性心房細動をもつようである．すぐに救急車は到達した．冷や汗をかき，強く痛がる様子であったが，会話は可能な状態であった．そのため簡単にここまでの経緯を担当後期研修医Sは確認した．患者がいうには，来院3日前の就寝までは一切症状がなかったとのことであった．来院2日前の朝に右季肋部痛で眼が覚めたという．痛みが強く，同日に当院救急外来を受診した．採血でも特段の異常がなく，エコーにて胆石を認めたため，胆石発作疑いと診断された．補液のみで疼痛が軽快したため，自宅療養の方針で帰宅した．しかし，来院前日には，再度痛みが出現し，痛みは右側腹部に限局するようになった．来院当日には痛みが改善せず，動けなくなったため，自身で救急要請をしたとのことであった．

　既往歴は複数あり，50歳時に心筋梗塞，56歳時に左視床出血に罹患した．その他，罹患時期が不明な疾病に糖尿病・持続性心房細動・アルコール性肝硬変があった．家族歴に特記事項なかった．もともとは1箱×35年の喫煙者であったが，5年前より禁煙したとのことであった．同様に5年前より禁酒をしている．

　後期研修医Sは，「特徴的な既往歴から，この急性腹症は慎重に対応しないとまずい」と，自身を戒めながら診療にあたった．

### Discussion ①

**指導医 ST**：心房細動患者の急性腹症という症例だね．気をつけないと見落とす疾患がいくつかあるけど，皆なら何に気をつける？

初期H：右季肋部〜側腹部の痛みという痛みの部位に注目します．その部位にある臓器は肝臓・胆嚢/胆管・腎臓や上行結腸といったところでしょうか．鑑別は急性肝炎・胆石性胆嚢炎・尿管結石あたりを疑います．

後期M：心房細動を意識するなら，上腸間膜動脈塞栓症が鑑別ですが，部位が合うかは微妙ですね．

初期Y：腹部臓器の鑑別ばかりが鑑別に挙がっているけど，それより体表の鑑別を忘れちゃいけないと思います．帯状疱疹は十分ありえると思います．

後期S：私自身も，この辺りを意識しながら，痛みについて追加問診と身体所見をとりました．

### 症例呈示 ② 疼痛の性状から理学所見へ

担当後期研修医Sは右季肋部から側腹部痛について追加の問診を行った．痛みの発症は1時間かけてピークに達した，比較的急な経過の痛みであった．増悪寛解因子を確認したが，食事や体動で変化はしないとのことであった．痛みは持続する痛みで，疝痛ではないという．痛みの部位は，当初は右季肋部あたりであったが，翌日には右側腹部に痛みが集まってきた感じがするという表現を患者はしていた．なお放散痛ははっきりしなかった．痛み以外には嘔気を伴うが，嘔吐まではしていないとのことであった．発熱や倦怠感はないという．尿の性状について確認すると，尿の色は濃い茶色のような気がするが，血尿かどうかはわからないとの返事であった．痛みの経過について確認すると，先日の救急外来での補液後はいったん軽快したという．しかし痛みはゼロにはならず，再度痛みが1〜2時間ほどかけて増強し，以後の痛みは変化なく続いているとのことであった．

改めて，担当後期研修医Sは丁寧に身体所見をとった．ベッド上では，やや腹部を丸めながら，じっと静かにしており，わずかに冷や汗を伴っていた．意識は清明で，受け答えにはまったく問題がない．血圧133/87 mmHg，脈拍87/分　不整，呼吸数24回/分，SpO$_2$ 97％（室内気），体温36.7℃というバイタルサインであった．脈の様子から，今も心房細動は続いているようであった．眼球結膜に黄疸は認めなかった．腹部は平坦・軟で，腹膜刺激症状はなかった．肝臓周囲を叩打すると背部に違和感があると患者は訴える．右側腹部の深い双手診で圧痛があった．Murphy signはなかった．背部に回り，右の肋骨脊柱角；Costo-vertebral angle（CVA）を叩くと叩打痛があった．なお，痛む部位に一致した皮疹はなく，異痛症もなかった．

担当後期研修医Sはcommon diseaseである尿管結石を念頭に置きながらも，心房細動患者ということで，他の疾患がないか慎重に対応する必要があると考えた．

## Discussion ②

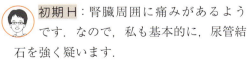

初期H：腎臓周囲に痛みがあるようです．なので，私も基本的に，尿管結石を強く疑います．

後期M：胆石性胆嚢炎もまだ鑑別として残ると思います．Sonographic Murphy signのほうが，通常のMurphy signより感度がよい[1]とされるので，腹部エコーを行いたいです．

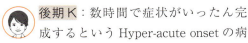

指導医ST：Common is common，頻度の高いものから疑っていくのは大事だもんね．他の先生方はどう？

後期K：数時間で症状がいったん完成するというHyper-acute onsetの病

歴が今回の症例の特徴です．Hyper-acute onsetでは管腔の閉塞という病態を強く疑えと習いました．この場合だと尿管の閉塞か胆管の閉塞か．血管の閉塞の病態でもよいかもしれません．

**指導医ST**：Time course illness script analysisの考え方だね．O先生のいう通り，病歴で鑑別を絞る時には，その経過速度が極めて大事だということを改めて復習しよう（**表1**）．今回はHyper-acute onsetで管腔閉塞の病態を疑う臨床経過だね．まずは胆嚢炎や尿管結石で鑑別を進めていくのでよいと思うけど，これらが否定的な場合には，心房細動もあるので，血管閉塞の病態まで鑑別を広げないといけなさそうだ．

**表1 Time course illness script analysis**

| 時間経過 | 対応する用語 | 病態 | 例 |
|---|---|---|---|
| 秒～分単位で完成 | Sudden onset | 大循環の破綻 | 腹部大動脈瘤破裂<br>くも膜下出血 |
| 数十分～数時間で完成 | Hyper-acute onset | 管腔閉塞<br>（管腔は閉塞して上流部が拡張してから，または閉塞部位より先が虚血を起こして壊死して症状が完成するため，閉塞から病態完成に少し時間がかかる） | 尿管閉塞<br>胆石発作<br>心筋梗塞<br>腸閉塞 |
| 1日前後～数日で完成 | Acute onset | 炎症<br>代謝性疾患 | 憩室炎<br>ポルフィリン症 |
| 数週～数か月で完成 | Subacute onset | 占拠性病変 | 慢性硬膜下血腫 |

諏訪中央病院では，研修医に病歴聴取を指導する際に，その時間経過を強く意識するように指導している．Time course illness script analysisはその1例で，これは病態が完成するまでの時間経過から，病態を大まかに絞り込み，鑑別の精度をあげる1つの方法である．ただし，これらはあくまでも目安であり，絶対的な指標ではない．

### 症例呈示 ③ 検査所見

担当後期研修医Sは採血・尿検査を提出しながら，エコーを進めた．

採血ではWBC 18190/μlと白血球の上昇を認めたが，その他血算には異常はなかった．ALT 39 IU/l，AST 33 IU/l，ALP 209 IU/l，γGTP 81 IU/l，LDH 1169 IU/l，CK 184 IU/l，BUN 27.7 mg/dl，Cr 1.78 mg/dl，CRP 4.8 mg/dlであり，肝逸脱酵素や筋逸脱酵素の上昇はないにも関わらず，LDHの上昇を認め，腎機能障害も新たに認めた．なお，電解質には異常を認めなかった．尿検査ではpH 6.0，蛋白尿1＋，潜血反応3＋であった．尿沈渣を確認すると，赤血球10～19/HPF，白血球5～9/HPF，細菌は認めなかった．エコーでは胆嚢内に胆石は認めたが，胆嚢腫大・壁肥厚は認めなかった．Sonographic murphy signは陰性であった．右水腎には水腎は認めなかった．

エコーでは尿管結石を支持する所見に乏しかったが，まずはcommon diseaseの否

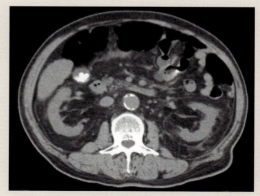

図1 腹部CT
右腎に尿管結石を認めず，水腎も伴わない．

定ということで腹部単純CTを行うこととした．本来ならば，造影CTを撮像したいところであったが，腎機能が悪化しているため，緊急の造影CTは行わず，まずは単純CTで評価した．CTでも同様に水腎はなく，尿管結石は指摘できなかった（図1）．

## Discussion ❸

**指導医ST**：かなり特徴的な検査所見が揃ってきたね．もう，あれしかないでしょ！

**初期H**：胆嚢炎・尿管結石は否定的ですね．何かといわれると…．

**後期M**：LDHが高いのがやはり気になります．ASTやALTに変化がないため肝疾患らしくないし，CKの変化もないことから心疾患や筋疾患らしくもなさそうです．じゃあ，何なのかといわれると…．

**後期K**：LDH単独高値＋血尿でしょ．これ，もう腎梗塞しかないでしょ！

**指導医ST**：その通り！　K先生がいうように，LDH単独高値だと考える罹患臓器がだいぶ絞られるよね．白血病をはじめとした悪性腫瘍，溶血性貧血が有名[2]だけど，腎梗塞も忘れちゃいけないね．

**後期S**：ただ，腎梗塞のためか腎機能悪化している状態なので，すぐに造影CTが撮りづらいのがこの症例の悩ましいところです．

### 症例呈示 ④ もしかして腎梗塞？

担当後期研修医Sは造影CT以外で腎梗塞らしい所見がないかを集めることとした．そこで腹部エコーを行った．パワードップラーにて右腎の一部に血流が乏しい領域を認めた．腎動脈本幹レベルでの閉塞ははっきりしなかった．

担当後期研修医Sは指導医STと相談のうえ，腎梗塞疑いとして，ヘパリンによる抗凝固を開始しながら，翌日確定診断のための造影CTに備えて，生食での補液（1 mg/kg/時）にて開始した．

入院2日目の造影CTにて右腎の一部に楔状に造影欠損を認めた（図2）．CTで同定できる範囲では明らかな血栓は指摘できなかった．腎梗塞の診断にてヘパリン投与を続けたところ，入院2日目には腹痛は軽快した．最終的にワーファリンによる抗凝固へスイッチし，入院14日目に軽快退院となった．なお，退院時には，幸いにもCr 1.10 mg/dlとCrの回復を認めた．担当後期研修医Sは，1回見逃されてしまったが，その後大きな合併症なく経過し，一安心した．と同時に，やはり意識しないと容易に見逃しうる疾患として心に留めておくこととした．

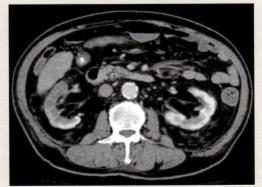

**図2　腹部造影CT**
右腎の一部に造影不良域を認めた．

### 最終診断

腎梗塞

### 解説

　腎梗塞は稀な疾患とされ，救急外来の状況で 25,000 例中 17 例（0.007%）の頻度という報告がある[3]．しかし，正しく診断されずに過小評価されている可能性が高い．実際，腎梗塞と診断されたものも，そのほとんどは来院当初は誤診されていたとする報告もある[4]．本例も，残念ながら診断までに 2 日の期間を要している．

　好発年齢は 50 歳代とされ，その多くが心房細動や弁膜症を有する．臨床症状としては側腹部痛（97%）をはじめ，嘔気（28%），発熱（20%）など非特異的な症状が多い[5]．そのため，尿管結石[6]や腎盂腎炎[4]と誤診される例が多い．

　検査所見で最も感度のよいものは LDH（93%）である[7]．他に血尿（48%）や Cre の上昇などが知られている[5]．特に LDH 上昇は尿管結石や腎盂腎炎は通常伴わないため，重要な鑑別ポイントの 1 つと考えられる．ただし，腎梗塞で LDH 上昇するには，心筋梗塞などと同様に時間を要することに注意が必要である．本例も最初に受診した際には LDH 上昇していなかったが，これも発症後すぐであったためと考えられる．

　診断には，造影 CT が一般的である．典型的には造影 CT にて楔状の造影欠損を認める．画像上は急性巣状性細菌性腎炎（acute focal bacterial nephritis：AFBN）などと鑑別を要するが，Cortical rim sign（皮質が被膜に沿って帯状に造影される所見）が参考になる[8]．エコーは感度がわずか 11% であり[9]，侵襲性は低いが十分な診断能は有さない．

　治療はコントロール研究がなく，十分なエビデンスがないのが現状である．一般的には禁忌がなければ抗凝固を行うことが一般的である[5]．線溶療法や血管内治療の有用性を報告するものもあるが，腎機能回復が 2～3 割程度に留まる[10]．腎梗塞から血流再開までどれくらいまでの時間で可逆性があるかは未だ不明ではあるが，数時間程度という報告がある[6]．現時点では発症間もない一部の限られた症例に考慮するのが妥当と思われる．本例は加療開始時には 2 日経過しており，線溶療法や血管内治療での腎機能回復は望みづらかった．むしろ併存疾患に肝硬変があるなど，リスクのほうが高いと判断し，最終的に抗凝固療法のみにとどめた．

## 参考文献

1) Bree RL: Further observations on the usefulness of sonographic Murphy sign in the evaluation of suspected acute cholecystitis. J Clin Ultrasound 23: 169-172, 1995.
2) 河合忠:異常値の出るメカニズム.第5版.医学書院,pp255-258, 2008.
3) Paris B, et al: Blood pressure and renal outcomes in patient with kidney infarction and hypertension. J Hypertens 24: 1649-1654, 2006.
4) Antopolsky M, et al: Renal infarction in the ED: 10-year experience and review of the literature. Am J Emerg Med 30: 1055-1060, 2012.
5) Bourgault M, et al: Acute renal infarction: a case series. Clin J Am Soc Nephrol 8: 392-398, 2013.
6) Blum U, et al: Effect of local low-dose thrombolysis on clinical outcome in acute embolic renal artery occlusion. Radiology 189: 549-554, 1993.
7) Nasser NJ, et al: Acute renal infarction from a cardiac thrombus. Nat Clin Pract Nephrol 3: 631-635, 2007.
8) Kawashima A, et al: CT evaluation of renovascular disease. Radiographics 20: 1321-1340, 2000.
9) Hazanov N, et al: Acute renal embolism. Forty-four cases of renal infarction in patients with atrial fibrillation. Medicine (Baltimore) 83: 292-299, 2004.
10) Salam TA, et al: Local infusion of fibrinolytic agents for acute renal artery thromboembolism: report of ten cases. Ann Vasc Surg 7: 21-26, 1993.

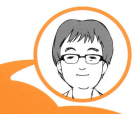

## Clinical pearl

★ 心房細動患者の腹痛では塞栓を疑え!
★ LDH単独高値の側腹部痛をみたら,腎梗塞を疑え!

(柴﨑俊一)

症例 11

# 立つと辛いんです…

新規発症持続性連日頭痛を診たら？

## 出席者

指導医 ST

後期研修医 S

後期研修医 M

後期研修医 K

初期研修医 H

### 症例呈示 ① 病歴

　鉄欠乏性貧血以外には大病のない41歳女性が，当院の内科初診外来を受診した．聞くと，生活に支障をきたすような頭痛が連日続いて困っているという．もともと来院16日前までは，まったく症状がなかったという．来院15日前から，思い当たる誘因ははっきりしないが，夕方の買い物帰りあたりから，徐々に頸部から後頭部にかけての痛みが生じたとのことであった．来院14日前には嘔気を伴うようになり，近医内科を受診した．「肩こり」の診断にてエペリゾン（ミオナール®）などを処方されたが，改善しなかった．来院12日前には起き上がるのがつらくなり，仕事・家事を休んで臥床しがちになった．来院6日前に近医整形外科を受診したところ，「頸部周囲の筋肉の痛み」と診立てられ，トリガーブロックを受けた．しかしまったく改善しなかった．以後，ずっと臥床して過ごしていると楽だが，起き上がり何かしようとするとすぐに悪化する頭痛が続いた．一連の改善しない連日の頭痛を主訴に，藁をもすがる思いで，当院内科初診外来を受診したとのことであった．

　既往歴は20歳代から鉄欠乏性貧血があるのみで，一次性頭痛の既往はない．家族にも一次性頭痛がある者はいないとのことであった．内服薬は市販薬を含めて一切なく，当然，鎮痛薬乱用などの病歴もなかった．飲酒歴・喫煙歴もない．もともとはファミリーレストランで接客業をしていたが，頭痛発症を契機に仕事ができなくなり，休んでいる状態であった．

　担当後期研修医Sは，その様子から入院して精査加療の方針とした．

## Discussion ①

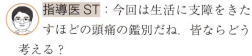
**指導医 ST**：今回は生活に支障をきたすほどの頭痛の鑑別だね．皆ならどう考える？

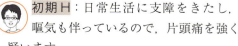
**初期 H**：日常生活に支障をきたし，嘔気も伴っているので，片頭痛を強く疑います．

指導医ST：なるほど，たしかに大事な鑑別ですね．ただ，事前確率は高いかな？　事前確率を上げるためにはどんな質問を加えたい？

後期M：片頭痛かの判別に"POUND score"が簡便で有用だと思います[1]（表1）．語呂も覚えやすいですし．

表1　POUND score

| 項目 | 性状 |
|---|---|
| P：Pulsatile quality | 拍動性 |
| O：duration 4-72 hours | 4～72時間の持続 |
| U：unilateral location | 片側性 |
| N：Nausea/vomiting | 嘔気/嘔吐 |
| D：Disabling intensity | 日常生活への支障 |

片頭痛の陽性尤度比がそれぞれ，4項目以上に陽性で＋LR24，3項目以上の陽性は＋LR3.5，2項目以上の陽性は＋LR0.41とされる．

### 症例呈示② 頭痛の症状

入院してから，担当後期研修医Sは改めて，頭痛の性状を確認した．特にPOUND scoreの項目を意識しながら，こちらからclosed questionも追加で行った．

整理すると，以下のような頭痛の性状であった．頭痛の発症は徐々にあった．発症当日，スーパーでの買い物中から頭痛に気がつき，買い物から家に着いたあたり，約1時間程度で症状が最強となった．増悪寛解因子がはっきりしており，寝ていると楽で，起き上がると増悪するということを患者は強調していた．光過敏はないが，音過敏があるとのことであった．痛みの性状は立位の際にずっと持続する頭重感であり，拍動するような痛みではないとのことであった．疼痛の部位は後頭部から肩にかけて左右差はなく正中が痛むとのことであった．なお，はっきりした放散痛はなかった．頭痛時に嘔気を伴うそうで，他にも耳閉感もあり「ずっと水の中にいるような感じ」ということを訴えるのが印象的であった．なお，痛みの強弱はあるが，1日を通じてゼロになることはなく，2週間以上続いている．痛みの程度は発症時から大きく変化ないとのことであった．この頭痛により，仕事・家事ができなくなり，車も運転できなくなったという．

担当後期研修医Sは，あまり片頭痛らしくないと感じた．そのため他の鑑別を広げる必要があると感じ，改めて内科のみんなに相談した．

## Discussion ②

指導医ST：POUND scoreだと2点だね．片頭痛を鑑別にあげてくれたHくん，どう思う？

初期H：たしかに事前確率はあまり高くないようです．そうなるとなんだろう…．

指導医ST：患者さんの訴えからは，新たに発症した頭痛だね．特に連日続いているのがポイント．新規発症性連日性頭痛の場合，二次性頭痛の除外が必須といわれているんだ[2]．どんな疾患を鑑別すべきかな？

後期M：脳腫瘍でしょうか．高齢者なら巨細胞性動脈炎なども鑑別だと思います．

指導医ST：そうだね．他にも低髄液圧症候群や脳静脈洞血栓症なども大事な鑑別といわれているよ[3]（表2）．それらを意識して頭痛の問診を見返すとどうかな？

後期K：起き上がると悪化するというのは低髄液圧症候群を疑いたくなりますね．

後期S：では，この辺りを意識して身体所見を追加でとっておきます．

表2 新規発症持続性頭痛の鑑別

| | | |
|---|---|---|
| 低髄液圧症候群 | 脳静脈洞血栓症 | 頭蓋内圧亢進症 |
| 頸動脈・椎骨動脈解離 | 巨細胞性血管炎 | 髄膜炎 |
| 蝶形骨洞炎 | Cervical facet syndrome | 脳腫瘍 |

### 症例呈示 ③ 誘発してみると…

担当後期研修医Sは二次性頭痛を念頭に置きながら，改めて身体診察を行った．臥位の状態で診察すると，患者は比較的元気な印象で，意識清明であった．また，血圧114/70 mmHg, 脈拍62/分　整，呼吸数18回/分，体温36.2℃とバイタルサインも安定していた．一般的な身体所見では特記事項はなかった．患者は一貫して，「座位・立位で頭痛が増悪する」ことを訴えていたため，低髄液圧症候群を疑い，起立による誘発試験を行ってみることとした．誘発試験での結果は以下の通りであった（表3）．

表3　起立試験

| 体位；経過時間 | 血圧，脈拍 | 症状 |
|---|---|---|
| 臥位 | 血圧114/70mmHg, 脈拍62/分 | 頭痛なし，嘔気なし |
| 立位；直後 | 血圧110/60mmHg, 脈拍74/分 | 頭痛なし，嘔気なし |
| 立位；1分後 | 血圧108/66mmHg, 脈拍72/分 | 頭痛なし，嘔気なし |
| 立位；3分後 | 血圧110/64mmHg, 脈拍70/分 | 頭痛なし，嘔気なし |
| 立位；5分後 | 血圧114/68mmHg, 脈拍66/分 | 頭痛・嘔気が出現した |

なお，採血ではHb 9.0 g/dl, MCV 68fl, MCHC 29%, フェリチン<10 ng/mlともともと指摘されている鉄欠乏性貧血以外には，異常を認めなかった．

### Discussion ③

**後期S**：特徴的な身体所見が出てきました．皆さんの意見はどうですか？

**後期M**：起立して数分後に症状が増悪しており，ますます低髄液圧症候群を疑いたくなりますね．

**指導医ST**：ただ，低髄液圧症候群の鑑別に起立頻脈症候群；Postural orthostatic tachycardia syndrome [4] があるのは知ってる？　起立して頻脈が生じると，それを頭痛として訴えるという一群なんだ．この症例でも起立すると多少脈拍が上昇しており，この疾患との鑑別が現時点では難しいかもしれないね．

**後期K**：積極的に『低髄液圧症候群』を示唆する特異的な所見がほしいところでしょうか．低髄液圧症候群の診断のためには，頭部造影MRIやMRミエログラフィーなどの検査がほしいところですね．

症例呈示 ④ MRIで特徴的所見を探す

　担当後期研修医Sは指導医STと相談の結果，特発性低髄液圧症候群の特異的な所見を集めるため，頭部造影MRIとMRミエログラフィーを追加した．

　頭部造影MRIでは硬膜下水腫やびまん性の硬膜造影効果（図1）を認めた．下垂体前葉の腫大や小脳扁桃の下垂ははっきりしなかった．また，頸椎〜胸椎MRIにて硬膜外にくも膜下腔と連続する水信号を認めた（図2）．

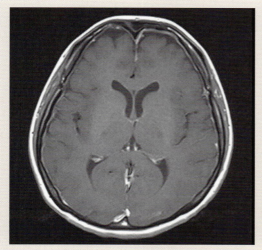

図1　頭部造影MRI
びまん性の硬膜造影効果を認める．

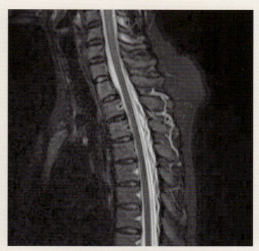

図2　椎体MRI
硬膜外にくも膜下腔と連続する水信号あり．

　以上より，担当後期研修医Sは臨床症状と画像所見を合わせて，特発性低髄液圧症候群と診断した．患者に診断経緯を説明すると合点がいく様子であった．担当後期研修医Sも，複数の医療機関で診断がつかなかった疾患を診断でき，一安心した．

　治療に関しては，患者と相談のうえ，まずは保存的に加療を行う方針とし，1週間の安静臥床とカフェイン摂取を行った．しかし，残念ながら，改善傾向に乏しかった．そのため，ブラッドパッチを行う必要があると担当後期研修医Sは判断した．ブラッドパッチについて脳神経外科に依頼して施行したところ，施行当日から耳鳴りは消失し，2日後から起立性頭痛が劇的に改善した．患者も「今までの頭痛が嘘のようだ」と，とても喜んだ．そのまま順調に経過し，ブラッドパッチ施行後5日目で患者は軽快退院した．後日，椎体MRI撮像すると，硬膜外の水信号は消失していた（図3）．

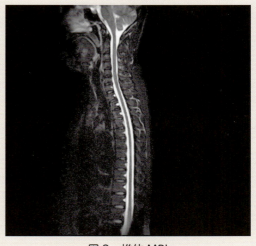

図3　椎体MRI
硬膜外に存在していた水信号は消失した．

**最終診断** 特発性低髄液圧症候群

**解説**

疾患概念・疾患に対する用語は未だに一部混乱をまねいているのが現状である．実際，脳脊髄液漏出症・脳脊髄液減少症など複数の名称が知られている．日本では脳脊髄液減少症という用語に統一されつつある一方[5]，海外では Intracranial hypotension（低髄液圧症）と呼称されることも多い．今回，本書では「低髄液圧症候群」という表現で統一する．

脳脊髄液が減少し，髄液圧が下がる本疾患は，特発性の他に，外傷（腰椎穿刺後・脳/脊髄手術後を含む）や，Marfan 症候群など

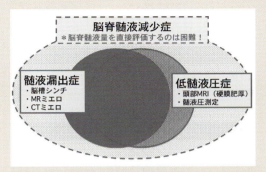

図5 脳脊髄液減少症の診断の枠組み
（文献12より許諾を得て転載）

の結合織の異常，髄膜憩室などの奇形などが知られている[6]．本例のような特発性は10万人に5人程度で40歳代が多く，男女比＝1：2とされる[7]．頭痛が生じる原因は，髄液が減少することによる浮力の低下が主と考えられている[8]．脳の重量は 1,500 g あるところ，髄液の浮力により 48 g にまで軽減する[9]．浮力として大きな役割を果たす髄液が減少することにより，重力で脳が下方に牽引される結果，硬膜を刺激し，頭痛が生じるとされる．他にも，二次的に生じる頭蓋内血流量の増加も関与している可能性が示唆されている[8]．

診断基準はわが国のガイドライン[5]以外にも，国際頭痛分類第3版[10]やSchievinkの基準[11]などさまざまなものが提唱されており，診断する際に混乱をきたしている一因と考えられる．その根本には脳脊髄液減少を直接評価することが困難であることが原因とされる[12]．そのため，実臨床では①臨床症状と②低髄液圧の指標と③髄液漏出の画像の組み合わせで診断することが多い（図5），（表3）[12]．なお，本例では上記3者のいずれの診断基準も満たした．

治療は安静臥床と補液が最初に選択される[6]．薬では，カフェインを始め，テオフィリンやステロイドの有用性を報告するものもある一方，否定的な報告もあり，一定の見解を得られていない[6]．保存的な加療で改善しない場合には，ブラッドパッチの他，フィブリンパッチや人工髄液による髄液補充療法が行われることがある．ブラッドパッチなどの処置を複数回しないと改善しない症例も多いが，本例は幸いなことに，1度のブラッドパッチで著効し，良好な経過を辿った．

表3 髄液漏出と低髄液圧を示唆する画像所見
（文献12を参考に作成）

| 髄液漏出を示唆する画像所見 | | |
|---|---|---|
| MRミエログラフィー | 硬膜外の水信号 | |
| 脳槽シンチグラフィー | 硬膜外のRI集積 | 24時間で円蓋部のRI集積遅延 |
| | 早期膀胱内RI集積 | |
| CTミエログラフィー | 硬膜外への造影剤漏出 | |
| 低髄液圧を示唆する画像所見 | | |
| 頭部造影MRI | びまん性の硬膜造影 | 硬膜下水腫 |
| | 硬膜外静脈叢の拡張 | 小脳扁桃の下垂 |
| | 脳幹の扁平化 | 下垂体前葉の腫大 |

## 参考文献

1) Detsky ME, et al: Does this patient with headache have a migraine or need neuroimaging? JAMA 296: 1274-1283, 2006.
2) 日本頭痛学会・日本神経学会：慢性頭痛の診療ガイドライン：2013年版. 医学書院, pp256-257, 2013.
3) Rozen TD: New daily persistent headache: clinical perspective. Headache 51: 641-649, 2011.
4) Schondorf R, et al: Idiopathic postural orthostatic tachycardia syndrome: an attenuated form of acute pandysautonomia? Neurology 43: 132-137, 1993.
5) 脳脊髄液減少症研究会ガイドライン作成委員会：脳脊髄液減少症ガイドライン2007：初版. メディカルビュー社, pp15-18, 2007.
6) Mokri B: Spontaneous low pressure, low CSF volume headaches: spontaneous CSF leaks. Headache 53: 1034-1053, 2013.
7) Schievink WI: Spontaneous spinal cerebrospinal fluid leaks and intracranial hypotension. JAMA 295: 2286-2296, 2006.
8) Marcelis J, et al: Spontaneous low cerebrospinal fluid pressure headache. Headache 30: 192-196, 1990.
9) Horton JC, et al: Neurovisual findings in the syndrome of spontaneous intracranial hypotension from dural cerebrospinal fluid leak. Ophthalmology 101: 244-251, 1994.
10) Headache Classification Committee of the International Headache Society (IHS): The International Classification of Headache Disorders, 3$^{rd}$ edition (beta version). Cephalagia 33: 629-808, 2013.
11) Schievink WI, et al: Diagnostic criteria for spontaneous spinal CSF leaks and intracranial hypotension. AJNR Am J Neuroradiol 29: 853-856, 2008.
12) 平成22年度厚生労働科学研究費補助金障害者対策総合研究事業　脳脊髄液漏出症画像判定基準・画像診断基準

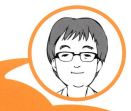

## Clinical pearl

★ 新規発持続性頭痛では二次性頭痛の除外を徹底的にする.
★ 起き上がると増悪するという特徴的な病歴をみたら, 低髄液圧症候群を鑑別に挙げる.

（柴﨑俊一）

# 症例 12

## 水疱なくても…?!

高齢者の搔痒症って…,難しい….

### 出席者

指導医 ST　　後期研修医 S　　後期研修医 M　　後期研修医 K　　初期研修医 H　　初期研修医 Y

### 症例呈示 ① 病歴

　後期研修医 S は腎臓内科をローテーション中であった．腎臓内科の業務の一貫として，週 1 回の透析外来当番を割り当てられており，不慣れながらも透析室に詰めて，患者の状態チェックをしていた．透析患者で困ったことがあると，看護師から透析当番の医師に相談があり，透析当番の医師が診察するのが通例であった．今回は，85 歳の男性が尋常じゃない搔痒感でつらそうにしているとのことで，看護師から相談があった．カルテで確認すると，この患者は，腎硬化症からの末期腎不全で 2 年前から血液透析を導入した患者であった．脳梗塞後遺症があり，車椅子には軽介助で移動できるくらいの ADL のようであった．本人に確認したところ，2 か月ほど前から徐々に始まった搔痒感で，はじめは両側上肢のみの搔痒感であったが，徐々に搔痒感は両側下肢・体幹にまで広がるようになったとのことであった．2 週間ほど前からは搔痒感でなかなか寝付けない状態まで悪化したという．実際，透析中も常にどこかをかきむしっていた．この状態を見かねた看護師から，透析当番医に相談したというのが，今回の経緯であった．

　搔痒感について，担当後期研修医 S はいくつか確認を行った．搔痒感の程度は 10/10 で過去最悪，入浴で搔痒感は変わらないか，もしくはやや悪くなるというのが本人の強い訴えであった．搔痒感の部位は全身であり，特にここが痒いという特定できる場所はないとのことであった．

　既往歴は複数あり，70 歳のころに心筋梗塞，79 歳時に脳梗塞に罹患した．82 歳時にはアミオダロンの有害事象による甲状腺機能低下症を指摘された．83 歳時に腎硬化症からの末期腎不全で血液透析導入された．84 歳時に定期の上部消化管内視鏡検査にて早期胃癌（0-Ⅱa, adenocarcinoma, tub1）が指摘された．早期胃癌に関しては，年齢や ADL，患者背景を考慮，そして患者自身の希望もあり，内視鏡的粘膜下層剝離術；Endoscopic Submucosal Dissection（ESD）含めて手術は行わず，厳重な経過観察となっていた．

　内服薬も多数あり，アスピリン・オルメサルタン・アミオダロン・カルベジロール・レボチロ

キシン・沈降炭酸カルシウム・炭酸ランタン・ラベプラゾールを内服していた．なお，これらはこの半年間に投与量も含めて変化はしていなかった．また，掻痒感に対してd-クロルフェニラミン・ヒドロキシジンが1か月前より追加されていた．

　担当後期研修医Sは，皮膚科疾患は皮膚をみるのが第一だと考え，一般身体所見をとることとした．意識は清明だが，診察中もずっとどこかを掻こうと落ち着かない様子であった．血圧175/80 mmHg，脈拍80/bpm 整，体温36.9℃，呼吸数18回/分とバイタルサインに乱れはなかった．四肢を中心に激しい掻把跡がある．体幹には一部，浸潤をわずかに触れる紅斑が散在している．丘疹や水疱ははっきりしない（図1）．

　担当後期研修医Sは，皮疹やその痒がる様子から，単なる透析掻痒症とは異なると感じ，指導医STを含めて，皆に相談することとした．

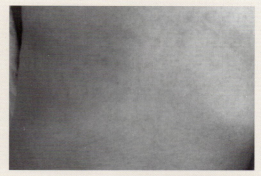

図1　体幹を中心に，一部に浸潤を触れる紅斑の散在

### Discussion ①

指導医ST：高齢者の掻痒感は頻度の多い徴候の1つといわれているよね[1]．ただ，S先生に限らず，我々内科医にとっては苦手なところだね…．さて，皆ならどう考える？

初期Y：掻痒感の鑑別で腎不全と習いました．やっぱり透析の影響を最も疑います．

後期S：たしかに腎不全・透析患者の掻痒感はよくある主訴で，保存期腎不全患者の15～49%に透析患者の50～90%にみられるといわれているようです[2,3]．透析掻痒症の厳密なメカニズムは未だ不明ですが，皮膚乾燥や二次性副甲状腺機能亢進や透析不足[4]の他，オピオイド受容体のバランス異常[5]が複雑に関与するようです．その複雑な病態ゆえ，単一の検査・診察で透析掻痒症を診断することはできず，基本的には他疾患の除外が基本と習いました．今回も普段みる透析掻痒症と"なにか様子が異なる"ので，他疾患の除外が重要かと考えました．

一同：…．

指導医ST：みんな，鑑別に困っているようだね．掻痒感は原発疹がある場合とない場合に分けると，鑑別がスッキリしてくるよ．今回の場合はどうだろう？

初期H：体幹に原発疹と思われる紅斑があるようです．

後期K：この原発疹から鑑別を広げたほうがよさそうですね．原発疹がない掻痒感≒全身疾患の鑑別の順位は落ちそうですね．

後期M：眠れないほどの掻痒感と皮疹といわれると，疥癬が外せない鑑別だと思います．感染対策上も！

後期S：たしかに，疥癬が施設・病院で集団発生[6,7]してしまうのが時折り問題になりますね．M先生のいうとおり，真っ先に除外すべきは疥癬かもしれません．皮膚科の先生のお力を借りたほうがよさそうですね．

> **症例呈示** ② 採血と最初の経過

担当後期研修医Sは採血検査でヒントを探しつつ，皮膚科医にコンサルトすることとした．

採血検査では以下のような数値であった．WBC 6300/μl（好酸球 1400/μl，リンパ球 900/μl），Hb 8.4 g/dl，MCV 102fl，Plt 10万/μl．AST 19 IU/l，ALT 20 IU/l，総Bil 0.38 mg/dl，TP 6.4 g/dl，Alb 3.8 g/dl，BUN 56.4 mg/dl，Cre 6.5 mg/dl，Na 138 mEq/l，K 5.2 mEq/l，Cl 103 mEq/l，Ca 9.6 mg/dl，P 4.1 mg/dl，Transferrin saturation 22%，フェリチン 150 ng/ml，TSH 6.29 μIU/ml，iPTH 276 pg/ml．

特に採血で大きなヒントが得られることもなく，皮膚科医に相談した．皮膚科医からは疥癬は積極的には疑いにくいとの返事であった．というのも，疥癬の好発部位である，手首や指間や陰部などに所見が乏しく，疥癬トンネルも認めなかったためだ．実際，検鏡検査でも疥癬は認めなかった．体幹の紅斑より慢性湿疹としてステロイド局所投与で反応をみつつ，悪化したら再度相談してほしいとの返事であり，まずはステロイド局所投与をしてみることとした．

## Discussion ②

後期S：皮膚科から疥癬は否定的との返事でした．

後期M：原発疹がない時の掻痒感にまで鑑別を広げたほうがよいのかもしれません．

後期S：なるほど．そうすると，この採血結果はどう考えましょう？

指導医ST：原発疹がない時の掻痒感では全身疾患を主に考えるんだったよね．代表的なものは，肝疾患や腎疾患．他に副甲状腺機能亢進症や甲状腺機能亢進/低下症，鉄欠乏性貧血も鑑別になるね[8]．

初期Y：そうなると，この方はチラージンを飲んでいるとはいえ，少し

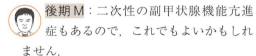
TSHが高いので甲状腺機能低下の症状で掻痒感が出ている可能性はありそうです．

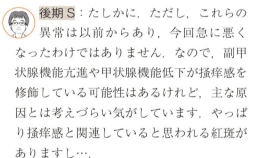
後期M：二次性の副甲状腺機能亢進症もあるので，これでもよいかもしれません．

後期S：たしかに．ただし，これらの異常は以前からあり，今回急に悪くなったわけではありません．なので，副甲状腺機能亢進や甲状腺機能低下が掻痒感を修飾している可能性はあるけれど，主な原因とは考えづらい気がしています．やっぱり掻痒感と関連していると思われる紅斑がありますし…．

指導医ST：皮膚疾患での掻痒感で，鑑別を広げ直すべきじゃないかな？

> **症例呈示** ③ 鑑別の挙げ直し

担当後期研修医Sは，皮疹を伴う高齢者掻痒症で表1のような疾患などを鑑別に挙げ直した．

新たな投薬はなく，紅斑は日光の遮蔽部位にも存在した．そのため，薬疹や光線皮膚炎の可能性は低いと考えた．それ以外の疾患は十分には除外できず，特に悪性リンパ腫などを鑑別として念頭に置いた．

担当後期研修医Sは指導医STと相談し，水疱性類天疱瘡は水疱が出ない場合もありえること[9]，傍証として血清学的に抗BP180抗体が内科としても測定できることから，まず抗BP180抗体を提出することにした．その結果を待ちつつ，悪性リンパ腫除外のための皮膚生検を視野に，もう一度皮膚科と相談することとした．

表1 皮疹を伴う高齢者掻痒症の鑑別

| 疾患名 | 鍵となる病歴 | 身体所見の特徴 |
|---|---|---|
| 乾皮症 | 入浴で改善，乾燥で悪化．四肢に多い．腋窩・鼠径・顔・頭皮は侵されない | 亀裂・鱗屑を伴う・はっきりとした原発疹がない． |
| 疥癬 | 強い掻痒感．長期介護施設入所． | 腋窩・鼠径・臍・指・指間の小丘疹や線状の皮疹． |
| 光線皮膚炎 | 日光過敏を起こす薬剤使用，日光暴露後の増悪(例：長時間の車移動)． | 手背・前腕・首回り・顔に好発する融合した皮疹． |
| Grover病 | 汗をかいた後に増悪(冬季でも)． | 2〜4mmの紅色の小丘疹．胸部・上腹部・背部に好発． |
| 水疱性類天疱瘡 | 強い掻痒感． | 蕁麻疹または水疱．周囲に紅斑があってもなくてもよい．上腕・大腿・側腹部が好発． |
| 薬疹 | 新たな投薬(例：カルシウム拮抗薬・ヒドロクロロチアジド) | 多様な形態をとる．全身に広がる紅斑が多い． |
| 皮膚T細胞性リンパ腫(菌状息肉症) | 皮疹が長期間残存する．掻痒感は軽微〜重度まで． | 色素沈着を伴い，亀裂や皮膚萎縮を起こす．皮疹部位での毛の脱落．腰背部・大腿上部から始まることが多い． |

(文献8より抜粋，一部改変)

### 症例呈示 ④ 抗BP180抗体陽性，そして…

担当後期研修医Sは検査結果に驚いた．以前に提出していた抗BP180抗体が112 U/ml（基準値：9.0 U/ml以下）と高値で結果が返ってきたためだ．水疱はないものの，全体像は強く本疾患に合致するため，水疱性類天疱瘡を強く疑った．皮膚科に再度コンサルし，皮膚生検をしてもらい，通常の染色の他に，免疫蛍光染色；immunofluorescence (IF) まで提出した．病理結果では，表皮下水疱の形成はないが，表皮上層に好酸球浸潤を認めた．IFでは表皮基底膜にIgGとC3の有意な沈着を認めた（図2）．水疱形成前の水疱性類天疱瘡に矛盾しない結果であった．

以上，臨床所見，抗BP180抗体陽性，病理所見より，担当後期研修医Sは水疱性類天疱瘡と最終診断した．皮膚科と協議のうえ，プレドニゾロン10 mg＋ニコチン酸アミド3 g＋ミノマイシン200 mgによる治療を開始した．開始して4〜5日で夜間眠れるようになり，10日前後で掻痒感はほぼ消失し，安定して血液透析を受けられるようになった．患者もとても喜び，担当後期研修医Sは一安心した．

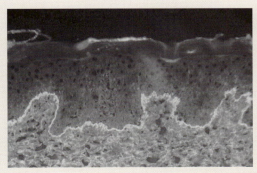 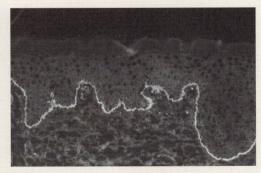

図2 皮膚の蛍光抗体法
左：C3 右：IgG 皮膚基底膜に線状に有意な沈着あり

**最終診断** 水疱形成前の水疱性類天疱瘡

**解説**

　高齢者の掻痒感は common disease である．実際，高齢者の 12 〜 20％が慢性の掻痒感に悩まされている[1]という．加齢の影響のみで①皮膚バリアの脆弱化，②皮膚の免疫老化，③ニューロパチーの合併などが生じ，掻痒感を生じやすくなる[7]．そのため，複数の病態が絡み合うため鑑別は難しいが，主に以下のようにアプローチするとわかりやすい（表 2）．内科医だけで診断することが困難な疾患が多く，皮膚科医との密な連携を要する．

表 2　高齢者の全身性掻痒症のマネージメント

| | |
|---|---|
| 1 | 掻痒の程度，掻痒の部位，増悪寛解因子（特に入浴）の病歴聴取． |
| 2 | 薬歴の確認． |
| 3 | 疥癬を疑う身体所見（疥癬トンネル・陰部の皮疹）や乾皮症を疑う身体所見（亀裂や四肢・体幹の紅斑）を探す．→　あれば，その治療． |
| 4 | その他，皮疹があれば，ステロイド軟膏などの診断的治療を試みる．改善しない場合は皮膚生検または皮膚科コンサルト． |
| 5 | 皮疹がない場合は，肝疾患や腎疾患，代謝疾患（甲状腺・副甲状腺・鉄欠乏）の評価を行う．これらに異常がない場合は，悪性腫瘍（特に悪性リンパ腫や真性多血症）の検索またはニューロパチーの評価を行う． |

（文献 7 より抜粋，一部改変）

　水疱性類天疱瘡は，表皮基底膜部抗原（ヘミデスモソーム構成蛋白である BP230 と BP180）に対する自己抗体（IgG）の関与により，表皮下水疱を生じる自己免疫性水疱症である．60 〜 90 歳の高齢者に多く，近年の高齢化に伴い増加している．臨床的には，皮膚に多発する掻痒感の強い紅斑と緊満性水疱を特徴とする．通常，ニコルスキー現象は陰性である[8]．水疱は発症時になく，経過中に出現することも，場合によっては最後まで出現しないことすらあるとされる[9]．診断は臨床所見＋抗 BP180 抗体の検出＋病理所見を組み合わせ，総合的に行う．皮膚病理では好酸球浸潤を伴う表皮下水疱を特徴とし，蛍光抗体直接法で基底膜に IgG と C3 の線状沈着をみる[10]．

　治療は中等量のステロイド（0.5mg/kg/日）を中心とする．軽症例ではテトラサイクリンとニコチン酸アミドの併用療法も有効である．中等症ではこれら併用療法に少量のステロイドの追加が有効なことが多い．重症例では免疫グロブリン大量静注療法や血漿交換を併用することもある[8]．また最近は，欧米を中心に抗 CD20 抗体；リツキシマブの治療例も報告されている[11]．本例では，皮膚科と相談のうえ，中等症の類天疱瘡とし，少量ステロイドとテトラサイクリンとニコチン酸アミドの併用療法を試みた．

　なお，本例のように水疱性類天疱瘡は内臓悪性腫瘍を時折合併することが報告されている．しかし，現時点では水疱性類天疱瘡と悪性腫瘍の関連性は弱く，年齢の要素が大きいとされる[12]．そのため，水疱性類天疱瘡の診断時に悪性腫瘍検索を必須とはしていない文献が多い．

## 参考文献

1) Yalcin B, et al: The prevalence of skin disease in the elderly: analysis of 4099 geriatric patients. Int J Dermatol 45: 672-676, 2006.
2) Pisoni RL, et al: Pruritus in haemodialysis patients: International results from the Dialysis Outcomes and Practice Patterns Study(DOPPS). Nephrol Dial Transplant 21: 3 495-3505, 2006.
3) Schwartz IF, et al: Uraemic pruritus. Nephrol Dial Transplant 14: 834-839, 1999.
4) 高森建二:透析療法ネクストXII 透析患者の痒みのかゆみのメカニズム. 秋葉隆(編):初版. 医学図書出版, pp34-41, 2011.
5) Kuypers DR: Skin problems in chronic kidney disease. Nat Clin Pract Nephrol 5: 157-170, 2009.
6) 中村豪, 他:当村の医療・老人施設で集団発生した通常疥癬の治療経験. 宮崎県医学会誌 32: 31-36, 2009.
7) Berger TG, et al: Pruritus in the older patient: a clinical review. JAMA 310: 2443-2450, 2013.
8) 難病情報センター 皮膚疾患分野 水疱性類天疱瘡(平成24年度)http://www.nanbyou.or.jp/entry/3270 (2015.09.07 アクセス)
9) Bakker CV, et al: Bullous pemphigoid as pruritus in the elderly: a common presentation. JAMA Dermatol 149: 950-953, 2013.
10) 清水宏:あたらしい皮膚科学:初版. 中山書店, pp211-220, 2005.
11) 谷川瑛子:特集 自己免疫性疾患としての水疱症 III. 水疱症の新しい治療法. アレルギー・免疫 21: 1674-1681, 2014.
12) Ruocco E, et al: Bullous pemphigoid: associations and management guidelines: facts and controversies. Clin Dermatol 31: 400-412, 2013.

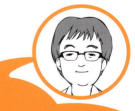

## *Clinical pearl*

★高齢者掻痒感の鑑別に水疱性類天疱瘡がある.
★水疱が出ていない水疱性類天疱瘡があり, 抗BP180抗体や皮膚生検が診断の助けになる.

(柴﨑俊一)

# 症例 13

## 雪かきがしんどいです

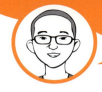

呼吸困難のアプローチは病態別に考える

### 出席者

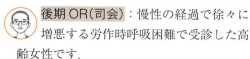

後期研修医 OR (司会)　指導医 ST　初期研修医 H　初期研修医 Y　後期研修医 OH　後期研修医 M

### 症例呈示 ① 現病歴

特記すべき既往がない 60 歳代女性が慢性の経過で増悪する呼吸困難を主訴に内科外来を受診した．

受診 1 年前から労作時に息切れや動悸が出現，倦怠感も認めるようになった．受診 2 か月前から症状は増悪し，スーパーで買い物をしていても途中で足を止めて休まなければならなくなり，生活に支障をきたすようになった．受診日当日，雪かきをし始めたがすぐに息切れが出現し強い倦怠感におそわれたため，内科外来を受診した．

陰性所見としては発熱，頭痛，胸痛，背部痛，体重増加，体重減少，吐血，下血，黒色便，胃切除の既往，盗汗，夜間発作性呼吸困難，起座呼吸，症状の日内変動，立ちくらみはすべて認めなかった．

既往歴に不安神経症があり，ロラゼパム，スルピリド，クロナゼパム，アロチノロール，トリアゾラムを内服していた．患者には喫煙歴（40 本 × 5 年）があった．

## Discussion ①

**後期 OR (司会)**：慢性の経過で徐々に増悪する労作時呼吸困難で受診した高齢女性です．

**初期 H**：結核，肺癌！ あとは COPD とかですかねー．はい．

**初期 Y**：あと心不全や慢性貧血とか…，救急外来ではパニック発作の方もよくみます．

**後期 OR (司会)**：いいですね．呼吸器疾患を中心にさまざまな鑑別があがりました．呼吸困難のカテゴリーは色んな考え方があるけど，僕は大きく 3 つに分けて考えています．つまり①呼吸仕事量を増大させる状態（気道閉塞，肺コンプライアンスの低下，呼吸筋の筋力低下など），②呼吸ドライブを増大させる状態（低酸素，アシドーシスなど），③心理状態（不安障害

など）に分けて考えると漏れなく鑑別があがると思います．

初期H：すると神経筋疾患も可能性が出てきますね．

後期M：僕は低酸素をみたら解剖学的に考えるようにしています（図1）．この図のイメージに加えて，ギランバレー症候群や重症筋無力症みたいな神経筋疾患も忘れないようにしています．

後期OR（司会）：ありがとうございます．鑑別診断を考える時，直感的思考と網羅的・分析的思考を駆使して思考しているといわれています．呼吸困難のフレームワークは色々ありますが，それぞれの症候ごとに自分がどんなフレームワークを使用しているか意識することは見逃しを減らすためにも非常に重要なことだと思います．

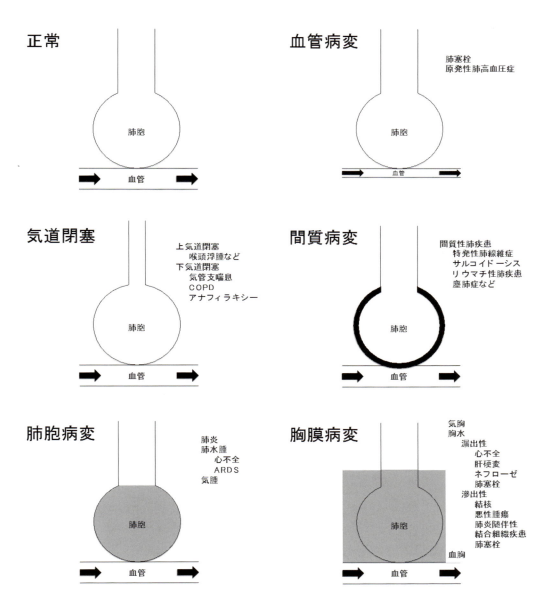

図1 低酸素血症の鑑別

> **症例呈示 ② 身体所見**
>
> 患者にはあまり重篤な様子はなく，来院時のバイタルは血圧 110/67 mmHg，脈拍 87/分整，呼吸回数 20 回/分，$SpO_2$ 98%（安静時，室内気），体温 36.1℃であった．頭頸部では眼瞼結膜環の蒼白を認めた．JVP は胸骨角から 3 cm で，呼吸補助筋の使用はなく，甲状腺の腫大や圧痛は認めなかった．肺音は清で，心音は過剰心音や心雑音は認めなかった．腹部も特記なく，四肢では浮腫・チアノーゼ・ばち指・さじ状爪は認めなかった．筋力の低下はなく，脳神経学的所見も特記なし，腱反射も左右差なく亢進・減弱は認めず，Babinski 反射は左右とも陰性であった．

## Discussion ②

**後期 OR（司会）**：さて，一気に身体所見まできました．鑑別は絞られましたか．

**初期 H**：眼球結膜環の蒼白があるので貧血なのかなーと思いました．血便・黒色便・体重減少はないですが，年齢を考慮すると消化管の悪性腫瘍が気になります．

**後期 OR（司会）**：そうですね，眼球結膜環の蒼白は Hb 11 g/dl をカットオフにすると貧血の陽性尤度比は 16.68 といわれています[1]．他にはどうでしょうか．

**初期 Y**：労作時呼吸困難を呈する疾患ならなんでもありそうですが，浮腫がないことや呼吸音，心音で特に異常所見がなかったことを考えると，表1の分類なら血管病変が残りそうです．とはいってもコモンな肺炎や心不全，喫煙歴もあることから COPD はまだ除外しきれないように思います．ただ，安静時とはいえ $SpO_2$ は 98% ととてもいいので，本当に労作時呼吸困難の原因になるのかなーというのが正直な感想です．

**後期 M**：貧血があると見かけの $SpO_2$ は正常でも低酸素血症を呈している可能性はありますね．$SpO_2$ はいいのに呼吸困難があるというのは逆に貧血らしさを挙げているように思います．

**表1 Reticulocyte Production Index (RPI)[2]**

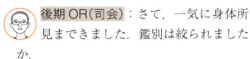

| Ht(%) | maturation time（日） |
|---|---|
| ≧ 40 | 1 |
| 30 ～ 39.9 | 1.5 |
| 20 ～ 29.9 | 2 |
| < 20 | 2.5 |

Ht：ヘマトクリット，Ret：網赤血球（%）
・maturation time には Ht に応じた値を代入．
・RPI ＞ 3 であれば骨髄の造血は正常の反応を示す．
・RPI ＜ 2 であれば反応が低下している．

**後期 OR（司会）**：するどいですね．身体所見にも限界があります．鑑別を早期に棄却せず，コモンなものを最後まで残す姿勢はとても大事だと思います．（☞ 症例呈示③へ）

## Discussion ③

**後期 OR（司会）**：これまでの経過を要約すると，『特記すべき既往のない 60 代女性が慢性で緩徐に進行する労作時呼吸困難，倦怠感を主訴に内科外来を受診され，採血で貧血が認められた患者』というところでしょうか．この貧血にどうやってアプローチしましょうか．

**初期 Y**：慢性の経過できている貧血で，バイタルも落ち着いていることを考えると緊急性は低そうな印象です．MCV からは大球性貧血なのでビタミン $B_{12}$ や葉酸欠乏による巨赤芽球性貧血など

### 症例呈示 ③ 検査結果

血液検査は次の通り．WBC 7800/μl，(Neut 45%, Eo 2%, Ba 0%, Lym 45.0%, Mono 8.0%)，Hb 7.7 g/dl，MCV 115.5fl，Reticulocyte 9.27%，Plt 33.8万/μl，AST 22 IU/l，ALT 9 IU/l，LDH 392 IU/l，CPK 31 IU/l，γ-GTP 11 IU/l，T-bil 2.21 mg/dl，D-bil 0.47 mg/dl，Na 146 mEq/l，K 3.6 mEq/l，Cl 107 mEq/l，BUN 20.6 mg/dl，Cre 0.70 mg/dl，TP 6.7 g/dl，Alb 4.2 g/dl，CRP 0.1 mg/dl，BNP 140 pg/ml，TSH 2.76 μIU/ml，ESR 14 mm/h，凝固系は特記すべき所見は認めなかった．胸部レントゲンは心拡大なく，肺野に明らかな浸潤影は認めなかった．心電図は洞調律で特記すべき所見は認めなかった．

---

が鑑別に挙がります．あとは骨髄異形成症候群などでしょうか？

**後期OR（司会）**：ありがとうございます．ラボをみて他に気づく点はないですか？

**後期OH**：Reticulocyte（網状赤血球）が上昇しています．Reticulocyte Production Index（RPI）を測定してみると2.2%と代償性に網赤血球数がやや増加しています（図2）．

**後期OR（司会）**：素晴らしい！貧血をみたらMCVと網赤血球数をまずチェックすることが基本です．

**後期OH**：網赤血球数が増加しているということは造血能が保たれているということなので，出血や溶血を考えます．採血結果からはLDHと間接優位のビリルビン上昇もあって，溶血性貧血を疑います．

**後期OR（司会）**：いいですね．みなさんの検査プランを教えてください．

**後期M**：溶血性貧血を疑ったらハプトグロビンと直接Coombs試験を出すかなーと思います．

**指導医ST**：まず，末梢血の塗抹標本を見にいくのが最初でしょう．こういうラボデータって検査結果の報告には記載されていないだけで，検査技師さんはいろんな情報をもっているからね．検査室へ行くことを躊躇しないで，検査技師さんに教えてもらいながらでも塗抹標本を自分の目で確認することはすごく大事だよ．

**後期OR（司会）**：ありがとうございます．この症例もまさに検査技師さんからヒントをもらい診断に至りました．

---

### 症例呈示 ④ その後の経過

＊以下，検査技師さんとのやりとり

「あのー，さっき提出した末梢血の塗抹標本ってありますか？」

検査技師：あ，先生．さっきの変な血液のやつですか．

「え？」

検査技師：なんかこの血液，すぐに固まっちゃうんですよ．温めたらやっと溶けたんですが，スメアをつくるのが大変でしたよ．

【末梢血塗抹標本】（図2）

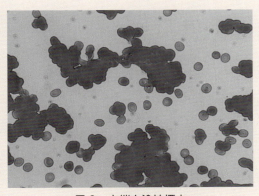

**図2 末梢血塗抹標本**
赤血球が著明に凝集している．

## Discussion ④

後期OR(司会)：最後，病歴で診断をつけてください．ヒントは『雪かき』です．

初期H：うーん….

後期OH：もしかして，レイノー現象ですか？

後期OR(司会)：正解！　病歴をとりなおすと，『来院1年前ぐらいから寒い日に外出すると指先が真っ白になった後に紫色なるようになった．しもやけかと思っていた．』とおっしゃっていました．冬になりレイノー現象が出現するようになり，貧血が進んだため症状が増悪したのでしょう．最後に確認の採血結果を示します．

---

**症例呈示 ⑤ 追加の検査結果**

追加で提出した外注検査は次の通り．フェリチン 82.2 ng/ml, Fe 105 μg/dl, TIBC 210 μg/dl, ハプトグロビン 10 mg/dl 以下，直接 Coombs 試験 陽性（IgG 陰性，補体陽性），寒冷凝集素価 512 倍．

---

**最終診断**

寒冷凝集素症（Cold Agglutinin Disease：CAD）

**解説**

　寒冷凝集素症は冷式自己免疫性溶血性貧血（冷式 AIHA）の1つで，寒冷に曝露された時に関連する自己抗体（通常は IgM 型）が補体を活性化し溶血を引き起こす疾患である[3]．1998 年の調査では，溶血性貧血の推定受療者は 2,600 人であり，そのうち 47.1% が温式 AIHA であり，4.0% が寒冷凝集素症，1.0% が発作性寒冷ヘモグロビン尿症であった．

　臨床症状は溶血性貧血と寒冷曝露により赤血球凝集が惹起されることで生じる末梢循環障害からなり，指先・足先・耳介などのチアノーゼやレイノー症状，網状皮疹（livedo reticularis）を呈する．

　診断は末梢血塗抹標本で認める赤血球凝集と，直接 Coombs 試験陽性（IgG 陰性，補体陽性），寒冷凝集素価の上昇で診断される．ただし，寒冷凝集素価が正常もしくは軽度の上昇にとどまるものもあり，低力価寒冷凝集素症という．溶血の程度は寒冷凝集素価とは比例せず，溶血が起こる温度によって決まる[4]．

　寒冷凝集素症は特発性と二次性に分かれる．特に7割以上の患者に何らかの血液疾患が並存したという報告もあるため，診断後は背景疾患の検索が必要となる．また，マイコプラズマや伝染性単核球症後に一過性に発症することがあることもよく知られている．

　治療は寒冷曝露の回避と背景疾患の治療が中心となる．重症の場合は rituximab 単剤もしくは fludarabine との併用療法も行われるが，わが国では 2015 年 12 月現在寒冷凝集素症に対しての使用は保険適応外である[5]．

　本症例はその後の背景疾患の検索で Monoclonal gammopathy of undetermined significance（MGUS）を認めた．

## 参考文献

1) Sheth TN, et al: The relation of conjunctival pallor to the presence of anemia. J Gen Intern Med. 1997; 12: 102-106.
2) 外山高朗：貧血と赤血球増加症へのアプローチ：病態を見極め，隠れた基礎疾患を探る．Hospitalist. 2015;3: 803-813.
3) Swiecicki PL, et al: Cold agglutinin disease. Blood. 2013; 122: 1114-1121.
4) Hopkins C, Walters TK: Thermal amplitude test. Immunohematology. 2013; 29: 49-50.
5) Berentsen S, et al: High response rate and durable remissions following fludarabine and rituximab combination therapy for chronic cold agglutinin disease. Blood. 2010; 116: 3180-3184.

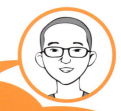

## Clinical pearl

★労作時呼吸困難の鑑別に貧血も挙げる
★Reticulocyte Production Index (RPI) ＞2をみたら急性出血と溶血を考える
★血球異常を認めたらまずは検査室へ行き，末梢血塗抹標本を検査技師と確認

（小澤　労）

症例 14

# いつも心に○○を！

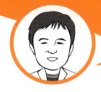

Tissue is issue なのは
わかるけどどう取ろう？

## 出席者

指導医 ST（司会）

初期研修医 Y

初期研修医 H

後期研修医 OH

後期研修医 T

後期研修医 S

### 症例呈示 ① 病歴

特記すべき既往のない 61 歳女性が右胸にできたしこりが乳癌ではないかと心配し外科初診外来を受診した．彼女は受診の 1 か月前に右胸のしこりに気がついていた．外科医の診察によると，しこりの場所は乳房から外れており，大きさとしては 5×5 cm 程度の腫瘤が右第 6 肋骨の前面にあるようだった．乳癌の可能性は低く，内科外来での精査となった．よくよく聞くと，実は 3 か月前から咳が続いており，初めのうちは何ともなかったが，咳をしたり深呼吸したりする際に右胸のしこりの部分に痛みを感じていた．安静時の痛みはなかった．咳は徐々に改善していたため痛みを感じる機会も少なくなり様子をみていた．その後，咳は消失したが，痛みを感じていた部位が少し腫れてきていることに気がついた．この腫れが乳癌ではないかと思い始め今回の受診となった．内服薬はない．10 年程前から 1 日 10 本程度の喫煙歴あり．未亡人であり現在は居酒屋の手伝いで生計を立てている．海外旅行は 3 か月前に友人とツアーでフィリピンへ行った．ペット飼育はなし．発熱や寝汗はなし．この 2 か月間で 2 kg の体重減少あり，倦怠感も感じるようになった．

## Discussion ①

**指導医 ST（司会）**：自然軽快する慢性咳嗽と徐々に出現した倦怠感や体重減少といった全身症状のある 61 歳女性の右前胸部の腫瘤ということですね．皆はどう考えるかな？

**初期 H**：はい！ 外科の先生が乳癌じゃないと言っているので乳癌じゃないと思います！ はい！

**初期 Y**：乳癌ではないかもしれないですけど，経過としてはやや長いし，腫瘍や慢性感染を疑う病歴があるので，何かしらの癌や普通じゃない感染症かもしれないです．

**後期 OH**：胸壁に発生する腫瘤となると鑑別は多岐にわたると思います．皮

膚, 脂肪, 筋, 骨, 軟骨など胸壁を構成する組織から発生する腫瘍とか.

**後期T**：胸壁発生の腫瘍を大事なものから順序立てて考えてみるとこんな感じかな.

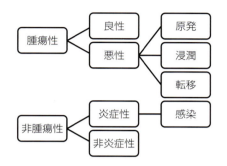

図1　胸壁発生の腫瘍

**後期T**：胸壁発生の原発性の悪性腫瘍となると細かい鑑別になるね. 僕の資料だとこんな感じ[1]（**表1**）.

表1　胸壁発生の原発性無性腫瘍

| | 骨性胸郭発生 | 軟部組織発生 |
|---|---|---|
| 良性 | 線維性骨異形性<br>軟骨腫<br>骨軟骨腫<br>好酸球性肉芽腫 | 脂肪腫<br>神経原性腫瘍<br>類腱腫瘍（デスモイド） |
| 悪性 | 軟骨肉腫<br>骨肉腫<br>骨髄腫<br>Ewing肉腫 | 悪性線維性組織球腫<br>繊維肉腫<br>脂肪肉腫<br>横紋筋肉腫 |

**後期T**：浸潤性なら肺癌だし, 転移となると骨転移の多い癌を考える. 乳腺, 肺, 甲状腺, 腎, 子宮/卵巣, あとは頻度が多いという点で消化管の癌とかね.

**後期S**：感染性の腫瘍となると黄色ブドウ球菌やアクチノマイセスなどの真菌, ここに腫瘍を作るかは知りませんが慢性咳嗽や体重減少と合わせて結核は挙げてもいいと思います.

**指導医ST（司会）**：この病歴で心引かれるのはフィリピンへの海外旅行を聞いているところだなあ. 結核の頻度としてアフリカの次に多いのがフィリピンだからね. それに茅野市の外国人の登録人口は中国, ブラジルについてフィリピンが3番目. もしフィリピンでの感染となると耐性結核のことも考えないといけないよ. 自分達が住んでいる地域が世界とどうつながっているかってことに思いを馳せると色々妄想がふくらむね. 感染症はローカルファクターがとても大事. でもまあこうやって患者を置き去りにした思考は誤診の始まりだよ.
（☞症例呈示②へ）

## Discussion ❷

**指導医ST（司会）**：では診断を一つだけ挙げてみよう. ごちゃごちゃ鑑別を言わずにこれだというものを一つだけ.

### 症例呈示 ② 所見

　患者は見た目には元気であり, 診察室で咳はなかった. 体温35.7℃, 血圧119/55 mmHg, 脈拍67/分整, 呼吸数14回, $SpO_2$ 97%（r/a）. 頭頸部に異常所見はなく, 胸部聴診上も異常所見なし. 表在リンパ節は触知せず. 右乳房内側下部に5×5 cm程度の腫瘤を触れる. 弾性硬, 可動性はなく, 腫瘤の直下の肋骨に沿っての圧痛はわずかにあるが腫瘤自体には圧痛や熱感なし. 腹部, 背部, 四肢に異常所見なし.

　外科外来で施行されていた血液検査では血算, 肝腎機能, 電解質に異常値なし. CRP 0.94 mg/dl, ESR82mmh. 胸部レントゲン検査で異常所見なし. CTでは右第5, 6胸肋関節の肋軟骨を囲むように低濃度域を認め, 第5肋軟骨背側には石灰化結節を認めた.

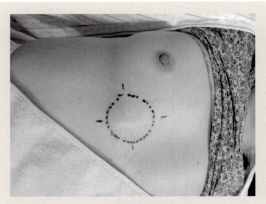

図2　胸壁の腫瘤

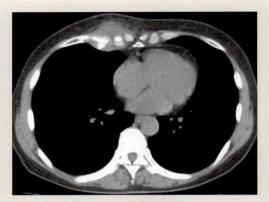

図3　CT所見

**初期H**：はい！　画像的に骨軟部腫瘍です！　はい！

**初期Y**：画像的にはどちらかというと，骨を挟んだ前後の脂肪織濃度が上昇しているようにみえます．膿瘍でしょうか？

**後期T**：ニキビや手足の皮疹はありましたか？　もしあるなら肋軟骨部の炎症という点でSAPHO症候群も考えていいと思う．

**後期S**：発赤や熱感，圧痛のない腫瘤となれば，これは冷膿瘍と考えてもいいと思う．冷膿瘍というキーワードからは結核が一番考えやすい．あとはブラストミセスみたいな真菌や免疫不全症がある人の感染かなあ．ただこの人の背景を考えると，とても急に真菌感染や免疫不全を起こすような感じではないですね．

**指導医ST（司会）**：大きく分けると腫瘍性，炎症性．炎症性であれば自己免疫あるいは感染症．感染症であれば結核．というところが大枠だよね．僕としては冷膿瘍という所見はとても大事だと思っていて，そこから結核というのはどうしても外せないと思う．結核が鑑別に挙がるのであれば，この後の対応はずいぶん変わると思うよ．あとは慢性咳嗽や倦怠感，体重減少といった症状をどう考えるかだね．ではこの後，どうやって診断をつけようか？

**初期H**：はい！　生検です！　はい！

**初期Y**：そうですね．いつもTissue is issue．と上の先生方はおっしゃられているので組織を見てみたいと思います．

**後期T**：これは生検の仕方が難しいと思う．ここまでで結核が挙がっている以上は気をつけないといけない．よくあるのは結核性リンパ節炎の症例でリンパ節と皮膚が瘻孔を形成してしまい，ダラダラと膿が出て，いつまで経っても穴が閉じないこととかあるんですよね．だから肋骨を含めて丸ごととってしまうか，単純に針生検していいかは迷いますね．

**後期S**：これは一般論なんですが，いつも我々内科医が外科の先生達に生検をお願いする時の責任は重いと思うんです．壊死性筋膜炎を疑った時も，フットワークの軽い先生が多いので日曜日でも緊急なら快く切開してくれますよね．ただ，その時にお願いした我々にも責任はあって，どんな検体をどうとるかということは考えておかないといけないですよね．壊死性筋膜炎を疑った時はスライドガラスと培養の培地を持ってベッドサイドに我々がスタンバイしてますよね．そこですぐにグラム染色して菌体が見えたら切開排膿してもらうよう

にお願いしますよね．それと同じで，この場合も何を提出するかということにはとても気を使わないといけないと思うんです．病理だけでいいのか，一般細菌培養だけでいいのか，結核も考えているなら抗酸菌培養も出さなくちゃいけない，とか．

 指導医ST（司会）：その通りで，特に結核性リンパ節炎ではよくあることで病理は何となく出して後から病理で類上皮や乾酪性の肉芽腫がわかって結核が疑われることがある．病理検体にPCRを追加すれば診断はつけられることがあるんだけど，薬剤感受性をみるにはやっぱり培養が必要なんだよね．特に感受性がはっきりしていないと，治療への反応性が不安定な時に治療の終了時期に困ることがあるんだ．

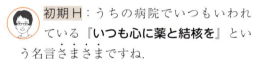

### 症例呈示 ③ 生検という治療

冷膿瘍の所見と石灰化を伴う肋骨周囲の膿瘍形成を疑う画像から鑑別の上位に肋骨周囲結核が加わった．生検の仕方については培養の陽性率[2]や再発率[3,4]を考慮すると切除生検が好ましいが，病巣が比較的小さい[5]こと，胸腔内病変との交通がない[6]こと，女性であり見た目の問題など考慮されエコーガイド下に穿刺生検が行われた．

穿刺生検時にはグラム染色，一般細菌培養，抗酸菌染色，抗酸菌培養，結核菌PCR，凍結保存検体，病理組織が提出された．穿刺時には10 ml程度の排膿が認められた．グラム染色と一般細菌培養，抗酸菌染色は陰性であった．後日結核菌PCRで陽性，病理組織でも抗酸菌染色で染まる菌体が確認された．治療としては抗結核薬（HREZ）が開始された．最終的には抗酸菌培養からも結核菌が検出され，感受性結果では抗結核薬への耐性は認められなかった．

## Discussion ③

 初期H：うちの病院でいつもいわれている『いつも心に薬と結核を』という名言さまさまですね．

 指導医ST（司会）：本当に結核はどこにでも起こりえるだけに常に鑑別の片隅に入ってくることは意識しておいたほうがいいね．結核は肺結核が全体の3/4を占め，肺外結核は残り1/4程度．さらに今回のような骨関節結核となると全体の約2%程度と結核の頻度からすると少ない[7]．しかし，骨ならほぼすべてにその感染の報告はされているよ．一番有名なのは脊椎への感染で"Pott's病"や"脊椎カリエス"なんて呼ばれているね．頻度としては骨盤や下肢，肋骨はある程度あり，それ以外はまれになってくるかな[8]．

肺外結核，肺結核と分けず，そもそも結核はとても多い病気だということは知っているかな？ どれくらい多いと思う？

初期H：100人中1人くらいですか？

初期Y：感染と発症は分けて考えないといけないですよね？

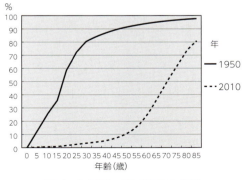

図4　年齢別，既感染率の推計

指導医ST（司会）：そう．感染していても発症していない人はとてもたくさんいるんだ．以前は働き盛りの若い人の病気なんて言われていたけれど，最近は高齢者が二次結核として発症する場合が多いよ．二次結核を起こすには既感染状態であることが大前提だ．この既感染という人たちがとても多いんだよ．60歳代なら10人中約3人，80歳代なら10人中約7人[7]（図4）．一度結核菌に感染すると菌は肺門部リンパ節や上葉にパーシスターとして住み着いて，今か今かと倍増するチャンスをうかがっているよ．基本的にはそれらが血行性あるいはリンパ行性に移動して体のさまざまなところで肺外結核を起こす[10]．

患者は抗結核薬の内服開始となり，副作用はなく経過している．14G針での穿刺が行われた穿刺部位は約3か月間は瘻孔を形成し排膿があったが，時間とともに閉鎖した．炎症反応やESRも正常化しつつある．

本症例で認められた慢性咳嗽の位置付けは難しいが，咳嗽が一次結核の症状とすれば，肋骨周囲結核は血行性に起きた可能性が高く，粟粒結核を介しての発症と考えられる．しかし肺野の病変がないことなどは合わない．どのような経路で発症したかについては判然としていない．

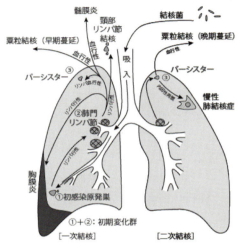

図5　結核の感染と発症
（文献10より許諾を得て転載）

**最終診断** 肋骨周囲結核

**解説**

人体の骨・関節であれば，ほぼすべてに結核菌の感染が報告されている．筋骨格系への感染の頻度としては椎間板が最も多く，関節，骨髄と続く．部位別に見てみると，脊椎への感染が最も多く，Pott's病として知られる．肋骨は骨盤，臀部/大腿，膝関節/脛骨の次に続くとされている．

年齢でみると，アフリカなど最も流行している地域では一次結核として発症することが多いため小児に多く，日本やその他の流行地

表2　結核の筋骨格系の感染頻度

| | |
|---|---|
| 脊椎椎間板炎 | 67% |
| 化膿性関節炎 | 28% |
| 骨髄炎 | 10% |
| 腱炎 | 4% |
| 滑液包炎 | 2% |
| 化膿性筋炎 | 2% |

表3　骨・関節　部位別の感染頻度

| | |
|---|---|
| 脊椎 | 50% |
| 骨盤 | 12% |
| 臀部/大腿 | 10% |
| 膝関節/脛骨 | 10% |
| 肋骨 | 7% |
| 足関節 | <2% |
| 肘関節 | <2% |
| 肩関節 | <2% |
| 手関節 | <2% |
| その他 | 3% |

では二次結核として発症するため成人に多いとされる．肋骨周囲結核の発生機序としてはリンパ行性，血行播種性，直接穿破，胸腔穿刺による医原性といった様式が考えられている[6]．

　診断は Tissue is issue であり穿刺もしくは切除検体により行われる．穿刺内容物では抗酸菌陽性となる確率は塗抹60%，培養30～42%，PCR75%であるとされ，切除検体であれば培養陽性率は80%程度にまで及ぶとされている[2]．

　抗結核薬による治療のレジメンは肺結核に準ずるが期間に関してはエキスパートオピニオンレベルにとどまる．長期間に及ぶことも予想され薬剤感受性が何としても知りたいところである．前述の通り穿刺よりも切除検体の方が培養陽性率が高く，治療の成功率は高いと予想される．また穿刺ドレナージのみと肋骨合併切除とで比較した場合の術後再発率はそれぞれ16～42%，1.6～9.2%とやはり後者に軍配があがる[4,5]．培養陽性率の高さや術後再発率の低さからすれば切除が有利である．ただし，掻爬や切除などの根治的手術は「病巣の大きな場合」[5]や「胸腔内病変との交通がある場合」[6]に積極的に考えると，穿刺ドレナージか切除かの選択はそれぞれの症例ごとに検討する余地がある．患者や家族，外科医，結核の専門家などとよく議論し対応すべきである．

### 参考文献

1) 土屋了介：呼吸器外科の要点と盲点．文光堂，2010．
2) Fontanilla JM, et al: Current diagnosis and management of peripheral tuberculous lymphadenitis. Clin Infect Dis. 53: 555-562, 2011.
3) Kim YT, et al: Complete Resection is Mandatory for Tubercular Cold Abscess of the Chest Wall. Ann Thorac Surg 85: 273-277, 2008.
4) Paik HC, et al: Surgical treatment of tuberculous cold abscess of the chest wall. Yonsei Med J 43: 309-314, 2002.
5) Faure E, et al: Cold abscess of the chest wall: a surgical entity? Ann Thorac Surg 66: 1178, 1998.
6) 春名 茜, 他：Clinical analysis of 10 cases of chest wall tuberculosis. 結核 Vol.80 No.2: 69-74, 2005.
7) 結核の統計．結核予防会　結核研究所　疫学情報センター
8) Watts HG, Lifeso RM: Tuberculosis of bones and joints. J Bone Joint Surg Am 78: 288-298, 1996.
9) Muangchan C, Nilganuwong S: The study of clinical manifestation of osteoarticular tuberculosis in Siriraj Hospital. Thailand. J Med Assoc Thai 92 Suppl2: S101-S109, 2009.
10) 露口泉夫．結核の感染と発症．結核（光山正雄編）医薬ジャーナル社，大阪，2001, p.137.

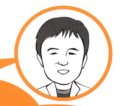

## Clinical pearl

★いつも心に結核を！
★冷膿瘍の所見がある腫瘤に生検をする際には生検の仕方に注意する．
★そもそも生検を依頼する内科医はどう生検してもらうか，どんな検体を出すかよくよく考えておく．

（水間悟氏）

# 症例 15

# 総合診療医の3段階

疾患イメージの症状が最初にそろっていないと難しい！

## 出席者

 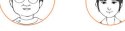    

指導医 ST（司会）　初期研修医 Y　初期研修医 H　後期研修医 OH　後期研修医 T　後期研修医 S

## 症例呈示 ① 病歴

　濾胞性リンパ腫の再々発に対してR-CHOP療法を行っている47歳女性が，咳嗽，かすれ声，発熱を主訴に外来受診，精査目的に入院となった．42歳時に濾胞性リンパ腫の診断を受け，43歳時にR-CHOPで治療するも，45歳時に再発．R-Bendamustineに変更し治療．しかし47歳時に再発してしまった．そのため今回の入院の3か月前からR-CHOPで治療を行っていた．

　主訴に関しては，今回入院の約6か月前から咳が出現し持続するようになっていた．扁桃腫大も出現し持続するため入院4か月前の時点でPET-CT検査を行った．PETでは両側扁桃と頸部リンパ節に集積を認め，再々発と判断した．入院の3か月前からR-CHOP 1コース目を開始した．持続していた咳は少なくなっていた．15日後から発熱あり，focusははっきりとしなかったがFNとして抗生剤治療を行った．血液培養，尿培養からは有意な菌体は培養されなかった．入院2か月前からR-CHOP 2コース目を開始した．6日後頃より微熱あり，いったん改善していた咳が増えるようになった．痰がらみはなく乾性咳嗽の様相であった．この頃から呼吸器内科外来にも通院してもらい，レントゲン/CTでは異常なく，感冒後咳嗽や逆流性食道炎，上気道咳症候群（後鼻漏症候群），咳喘息などを念頭に対症療法を行うようになった．咳のため延期はしたものの入院3週間前からR-CHOP 3コース目を開始した．しかし6日目頃より再度咳が悪化し，37～38℃代の発熱が出現するようになった．入院1週間前からかすれ声も出現し精査目的に入院となった．

　糖尿病，反応性うつの既往があり，ランタス®，ジャヌビア®，トリプタノール®，セパゾン®の内服をしていた．上記に加え咳喘息として治療時にシムビコート®やフルティフォーム®，ジルテック®，アストミン®，メジコン®，ネキシウム®などの使用歴があった．

## Discussion ❶

**指導医ST（司会）**：悪性リンパ腫治療中の47歳女性の慢性〜再発性の経過の咳嗽，嗄声，発熱というプレゼンテーションだね．さてどんなふうに考える？

**初期Y**：8週間以上も前から持続する咳嗽ということで慢性咳嗽の範疇で考えようと思うんですが，レントゲンやCTでは肺炎，間質性肺炎，結核，肺癌などは否定的なようですし，かといって抗ヒスタミン薬や吸入ステロイド，PPIなどへの反応性もいまいちみたいで咳喘息やアトピー咳嗽/非喘息性好酸球性気管支炎，逆流性食道炎らしくもないですね．それと，慢性化すればそれだけ感染症の頻度は減るって習ったのに発熱があるのもどうしてなんでしょう？ 感染症じゃないもので熱の原因となると腫瘍や膠原病も考えないといけないんでしょうか？

**後期OH**：本症例ほど若い方ではないし，慢性の経過でもないんですが，高齢者の方ではよく発熱と咳があって喘鳴があるといって家族や施設職員に連れられて救急外来を受診するケースにかなり遭遇します．肺炎かなあ？ いや心不全もありそうだ…でもwheezeも少し聞こえるし喘息もあるのかなあ？ なんて考えて診療し始めて，結局CTまで撮影してみて，明らかな肺炎像もなかったりすることもしばしばで．気管支炎のせいでちょっと心不全も起こしちゃったかな？ どちらにせよ食事も摂れていないし，動けないし，入院しましょうとお話したりすることがあります．脱水もあるからまだ浸潤影がないだけで輸液したらばっちり影が映ってくるだろうから抗菌薬も併用しておこうなんていって診療している時もあるんです．けれど入院後も画像上肺炎像は出てこないし，wheezeもよくならないわで，やっぱり喘息もあるのかなと思ってSABAの吸入だけでなくステロイドも併用してしまうことも経験します．あれって結局，肺炎でも心不全でも喘息でもなくて，ウイルス性の気管支炎ということなんですかね．

**指導医ST（司会）**：大病院の救急外来では高齢者の喘鳴で肺炎がメインなのか心不全がメインなのかでどちらが入院をもつか呼吸器内科と循環器内科がバトルしたりすることがあるって聞くけど，小中規模の病院では否応無しに診ることになるよね．文句もいわず黙々と診療しているという点で総合診療医の1 STEP目を上がってるね．ハハハ（笑）．さらに診断というところでウイルス性気管支炎と挙げているのがいいね．これが総合診療医の2 STEP目くらいになると，そういう入院患者さんを初期研修医と一緒に回診してウイルス性気管支炎の原因は？ なんていい始めて季節と地域での流行から原因ウイルスを列挙し始めるんだよ．ウイルスの型にもよるけど秋頃からはパラインフルエンザウイルス，冬にかけてRSウイルス，その後春にかけてヒトメタニューモウイルスなんて．マネジメントはあまり変わらないけれど，『ウイルスの名前もたくさん知っているぞ』と初期研修医の先生に講義する．3 STEP目はもう少し話が進んだところで話そうか．今回の症例に戻ってみてどうだろうか？

**初期H**：はい！ ステロイドや抗癌剤が入っているせいできっと風邪が治りきらないんだと思います！ 感冒後咳嗽です．はい！

**指導医ST（司会）**：一見『はっ？』と思わせて，かなりイケてる答えだね！ 感冒後咳嗽という鑑別は微妙だけど目の付けどころはいいと思うよ．化学療法中に起きている症候ということを考えた時に，①免疫抑制がかかったから生じた病態と②免疫抑制が外れたから悪化している病態と二通りを想定するというのが大事だね．①

に関しては特に感染症を想定する．PMRや血管炎の鑑別で挙がってくるIEや間質性肺炎の鑑別としての粟粒結核なんていうのは例だけど，どれも治療としてステロイドを入れるとかえって病状が悪化するということになるよね．そういう意味では今回の症例でも化学療法（R-CHOP）で免疫抑制がかかって悪化しているという可能性も検討しないといけないよね．

**後期OH**：咳があってCTで何も指摘されないとなると気管喉頭結核は必ず除外すべき疾患だと思います．

### 症例呈示 ② 所見

バイタルは体温38℃，血圧114/71 mmHg，脈拍105/分，呼吸数16/分，$SpO_2$ 94%（室内気）．

身体所見上は，嗄声を認めるが呼吸音異常なくラ音も聴取せず．右前胸部皮下には化学療法のためのポートが留置されていた．ポート部位の発赤はなく，ポートからのびるチューブに沿っての圧痛も認めなかった．それ以外には特記すべき身体所見はなかった．

WBC 13720/μl（NET 83.9 EO 0.5 BA 0.2 LY 11.2 MO 4.2），CRP15，ESR71と上昇あり．

痰グラム染色ではGNRと貪食像はないがWBCあり．抗酸菌染色は陰性．発熱のたびに採取した血液培養は5/5セットで陰性だった（しかし入院の1週間前の救急外来受診時に咳止めと一緒にフロモックスが処方されていた経緯あり）．

マイコプラズマ，クラミドフィラ，百日咳抗体は陰性．気管支鏡検査では気管喉頭結核やカンジダを疑う所見なく，BALF：細胞数702，マクロファージ20，Ly 1，Net 79，Eo 0，BALF培養陰性，吸引痰培養陰性，気管支洗浄液TB-PCR陰性，MAC-PCR陰性の結果だった．

痰のグラム染色ではGNRが認められBALFで好中球優位の細胞増加あり，明らかな肺炎像はなかったが，培養の結果は待たずしてインフルエンザ桿菌を念頭にセフトリアキソン2gq24hrで治療開始となった．しかし，自覚症状として咳の改善なく，発熱も持続しWBC/CRPも上昇傾向であった．

また，首や胸のあたりの痛みもあるとのことだった．

### Discussion ②

**後期OH**：免疫抑制がかかって悪化する病態として感染症は外せないです．特に咳嗽が主訴でCTで所見がないという点で気管喉頭結核は絶対外せないと思ったんですが，幸い気管支鏡では所見がなかったみたいですね．

**初期H**：はい！ いつも熱源の原因としての感染症を探す時はまずcommonな5＋1からと教わってます！ はい！ 肺炎，尿路感染，胆道感染症，蜂窩織炎，髄膜炎！ 忘れちゃいけないIE！ でも，どれも微妙そうです．

**初期Y**：それでも見つからない時は逆にfocusがはっきりしないことが特徴的な感染症や身体診察を詳細にしないとわからない感染症を探しなさいと教わってます．1本1本丁寧に診察しないとわからない歯髄炎や診察をパスしがちな精巣上体炎や前立腺炎，ひっくり返さないとわからない背部の褥瘡や靴下を脱がさないとわからない足趾の骨髄炎，胸腹部骨盤CTでは

撮影範囲から外れるので見つけられない慢性副鼻腔炎や乳突蜂巣炎，皮下膿瘍，硬膜外膿瘍など膿瘍系，その他にもカンピロバクターの初期などですね．けれど今回の症例の文脈上や診察上はどれも微妙そうですね．

**後期 S**：感染症が培養で捕まらないという時は特殊な培地を要するような細菌を考えたり，前医で抗菌薬が投与されていて partial treatment になっている場合も考える必要があるね．そういう意味では今回の症例も救急外来で抗菌薬が処方されているし，特にこの患者さんはポートも留置されているし CRBSI（カテーテル関連血流感染症）も除外しないといけないと思う．というか，これらを含めて感染を除外しないと，原病のリンパ腫の治療も続行できないし，②の免疫抑制で改善する病態つまりステロイドを使用して治療するという側には進めないよね．血液培養は陰性だしポートの圧痛もないけれど，抗菌薬が既に投与されて partial treatment ということも想定されうるので CRBSI としていったん治療しきるというのが必要なステップになりそうだね．あとで話すけど，ここではステロイドを使って治療する疾患を想定しているので，感染側としてやりきるという流れだね．

> **症例呈示** ③ **経過**
>
> ポート抜去術が施行され，バンコマイシン®＋モダシン®での治療が開始された．しかし発熱は持続し，咳や嗄声も改善はなく，WBC/CRP も横ばいであった．
> また，首や胸のあたりの痛みの訴えが続いた．

## Discussion ③

**初期 H**：違いますね！ CRBSI ではないですね！ はい！

**初期 Y**：たしかに反応はなさそうですけど，ここまでのステップまで踏んで，やっと①免疫抑制がかかったから増悪した病態，特に感染症の可能性を下げたというところに来ましたね．結核や血流感染症の可能性は低そうです．

**指導医 ST（司会）**：このステップはとても大事で，ここまでできたので今後②免疫抑制がはずれて悪化する病態，すなわちステロイドが治療となる疾患の鑑別/治療に入れるわけだね．

**後期 OH**：リンパ腫の治療が今後も必要という状態なので感染症の除外は大きい意味がありますね．

**初期 Y**：頸部や前胸部の痛みというのは何なんでしょう？

> **症例呈示** ④ **再度病歴と診察を行う**
>
> 診察上は甲状軟骨/輪状軟骨や両側胸肋関節/軟骨上に圧痛を認めた．陰性所見として，耳介軟骨の発赤や疼痛はなく，難聴もなし．鼻の弾性軟骨の圧痛はなく鞍鼻もなし．手指・手・肘・肩・膝含め関節炎所見なし．線維筋痛症圧痛点はいずれも陰性．
> Stridor や wheeze を聴取せず，拡張期逆流性雑音もなし．皮疹はなし．神経学的診察でも異常は認めなかった．

改めて ROS を聴取した．

発熱（＋），寝汗（＋－），頭痛（－），顎跛行（－），頭皮過敏（－），充血（－），眼痛（－），霧目（－），視力低下（－），飛蚊症様症状（数年前からあり変化はなし），めまい（－），難聴（－），耳痛（－），鼻血（－），腹痛（－），嘔吐（－），下痢（－），手足のしびれ（－），皮疹（－），関節痛（－），レイノー現象（－），口内炎（－），光線過敏（－），朝のこわばり（－）

追加で撮影した MRI では肋軟骨周囲や胸肋関節に炎症所見を認めた．心エコーでは軽度ではあるが AR を認めた．

## Discussion ④

**指導医 ST（司会）**：さっきの総合診療医の階段の話の続きなんだけど，3 STEP 目が再発性多発軟骨炎を疑うというところなんだよね．肺炎？ 心不全？ 喘息？ まあはっきりしないけどまずは診てみようというところから始まって，やっぱりどれも違う，そうかウイルス性気管支炎か，でもウイルス性気管支炎にもバラエティーがあるなと勉強して，3 STEP 目は『あれ？ ウイルス性気管支炎でもないな．しかも過去にも繰り返していて，ステロイドが喘息として入っていたりして何かよくなっている経緯もあるな』というところから，再発性多発軟骨炎（relapsing polychondritis：以下 RP）を疑って軟骨炎の所見がないかなど，そのフィジカルをとりにいくというところなんだ．勝手に僕が考えた STEP なんだけどね．

**後期 OH**：自分のイメージでは RP って耳や鼻が侵されて気づくのかなって思っていたので，本症例のような咳嗽がメインで耳や鼻の所見がないのが RP というのにはいまいち納得できない感じがします．たしかに気管や肋軟骨には炎症がありそうですが．

**後期 T**：RP の症状は経過とともに揃ってくることが多くて，イメージにある耳介軟骨や鼻軟骨の症状は初発時にないということは珍しくない．もしくは経過をフォローしていて耳介軟骨や鼻軟骨の所見が出て診断できたということもあるだろうし．初発時には発熱や体重減少など非特異的な症状のみという例もあるし，気道症状のみで視診上は所見がない耳介軟骨の生検で RP と診断がついたという例[1]もあるね．

**後期 OH**：原疾患であるリンパ腫とは関係あるんですか？

**後期 T**：分類としては Primary RP と Secondary RP があって，Secondary のものの内訳は多岐にわたっているね．血液腫瘍でいうと MDS が多いようだけど，リンパ腫でも報告があるね[2]．

**後期 S**：RP はさまざまな症状/合併症をきたすけど，特に気をつけないといけないのは 2 点で，上気道閉塞と心血管合併症だね．気管狭窄や甲状軟骨の破壊によって上気道閉塞をきたすことがあるので気管切開が必要になったり，ステント留置や気管形成したりする例もある．それと RP は軟骨の病気というだけでなく，正確な機序はまだわかっていなくて，プロテオグリカンが多い組織も侵す．特に目や内耳，心臓，血管，腎臓が障害される．その中でも大動脈炎による動脈瘤や心筋虚血，伝導障害，心外膜炎など心血管合併症は上気道閉塞に次ぐ RP の死因となるので注意深い評価が必要になるよ．

## 症例呈示 ⑤ 治療開始

下記のような McAdam や Damiani，Micht などの診断基準を満たすわけではないが，感染が除外できており，リンパ腫としてもステロイドは必要であったため，R-CHOP の前にステロイド 1 mg/kg で先行し治療開始とした．治療開始し解熱，1 週間程度で CRP や血沈も陰性化し，咳も消退．胸肋関節部の圧痛や嗄声は月の単位での改善を認めた．

## 最終診断 再発性多発軟骨炎（Relapsing Polychondritis）

## 解説

RP は変動性あるいは進行性に，全身の軟骨に炎症性の破壊をきたす自己免疫疾患である．軟骨以外にもプロテオグリカンが豊富な組織（眼，内耳，心臓，血管，腎臓など）にも自己免疫性の障害を生じる．単独で発症する Primary RP と他の疾患に合併する Secondary RP に分類される[2]．

表1　RP の合併する疾患

| 皮膚 | アトピー性皮膚炎，皮膚血管炎，疱疹状皮膚炎，白斑症，脂肪織炎，乾癬，扁平苔癬 |
|---|---|
| 内分泌 | 糖尿病，バセドウ病，橋本病，甲状腺機能低下症 |
| 消化器 | 炎症性腸疾患，原発性胆汁性肝硬変 |
| 血液 | ALL，クリオグロブリン血症，ホジキン病，MALT リンパ腫，MDS，悪性貧血 |
| 泌尿生殖器 | 糸球体腎炎，後腹膜線維症 |
| リウマチ性疾患 | ベーチェット病，家族性地中海熱，若年性特発性関節炎，関節リウマチ，脊椎関節炎，血管炎 |

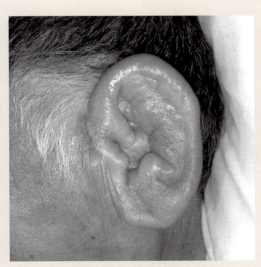

図1　当院での別の RP 症例の耳介

表2　RP の初発時と全経過中における症状・所見の頻度

| 臨床像 | McAdams ら (n = 159) 初発時 (%) | McAdams ら (n = 159) 全経過 (%) | 本邦調査 (n = 239) 初発時 (%) | 本邦調査 (n = 239) 全経過 (%) |
|---|---|---|---|---|
| 耳介軟骨 | 26 | 89 | 54 | 78 |
| 蝸牛・前庭障害 | 6.4 | 46 |  | 27 |
| 鼻軟骨 | 13 | 72 |  | 39 |
| 気道 | 14 | 56 |  | 50 |
| 喉頭 |  |  |  | 17 |
| 気管・気管支 |  |  |  | 34 |
| 眼症状 | 14 | 65 |  | 46 |
| 結膜 |  |  |  | 15 |
| 強膜 |  |  |  | 26 |
| ぶどう膜 |  |  |  | 11 |
| 関節 | 23 | 85 |  | 39 |
| 皮膚心 |  | 17 |  | 11 |
| 心血管系 |  | 27 |  | 7.1 |
| 神経系 |  |  |  | 9.6 |
| 腎障害 |  |  |  | 6.7 |
| 骨髄機能障害 |  |  |  | 2.1 |

症状としては，初発時に多いのは耳介軟骨炎と関節炎とされている．典型的には写真のような耳介の発赤や腫脹，同部位への圧痛が認められる．

　また，気道病変は全経過では半数に起こるとされている[3]．全経過でみれば頻度は高い症状であるが，耳介の症状・所見に乏しいとRPは想起しづらい．RPは変動性再発性の経過ともなるため，時に喘息や繰り返すウイルス性気管支炎などとして捉えられており，ステロイドで治療され改善しているケースもあると思われる．耳介の症状が前景に立っている場合には多発血管炎性肉芽腫症，耳介感染症，Hansen（ハンセン）病などとの鑑別を要する[5]．

　診断には表3のような診断基準が用いられる．

表3　いくつかの診断基準

| 筆者 | クライテリア | | 必要条件 |
|---|---|---|---|
| Mc Adam | 1 | 両側性の耳介軟骨炎 | 6個中3個以上 |
|  | 2 | 非びらん性炎症性多発性軟骨炎 |  |
|  | 3 | 鼻軟骨炎 |  |
|  | 4 | 眼炎症：結膜炎/角膜炎/強膜炎/上強膜炎/ぶどう膜炎 |  |
|  | 5 | 気道軟骨炎：咽頭炎/気管軟骨炎 |  |
|  | 6 | 蝸牛あるいは前庭機能障害：神経性難聴/耳鳴/めまい |  |
| Damiani | ・Mc Adamらの診断基準で3つ以上が陽性の場合 | | いずれか |
|  | ・Mc Adamらの診断基準で1つ以上が陽性でで確定的な組織所見が得られる場合 | |  |
|  | ・軟骨炎が解剖学的離れた2箇所以上で認められ，それらがステロイド/タプソン治療に反応して改善する場合 | |  |
| Michet | ・耳介，鼻，気管喉頭軟骨の3つうち2つ以上での炎症所見がある場合 | | いずれか |
|  | ・耳介，鼻，気管喉頭軟骨のうち1つの部位での炎症所見に加え，眼炎症所見/聴力低下/前提神経障害/血清反応陰性の炎症性関節炎のうち2つ以上の所見がある場合 | |  |

　RPと診断もしくは強く疑う場合にはRPによる合併症の程度を見積もっておくことが大切である．前述の通り，軟骨だけでなく眼や内耳，心臓，血管，腎臓など全身を侵す．なかでも致死的病態となるものとして気管喉頭病変と心血管病変に注意が必要である．気管喉頭病変は約50％程度にみられ，初期には甲状軟骨や気管軟骨の圧痛として認められることがある．喉頭や気管支の炎症は，その他にも嗄声や乾性咳嗽，呼吸困難をきたしたり，stridorやwheezeとして聴取される．甲状軟骨の破壊などにより上気道閉塞をきたす場合には気管切開が必要になる．心血管病変は気管喉頭病変に続き2番目に多いRPの死因である．血管はどこでも侵すため皮膚血管炎から大血管炎の様相まで呈し，胸部および腹部大動脈瘤がみられる．ARやMR，僧帽弁逸脱症など弁膜症も5～10％の患者にきたす．心電図を行なうと偶発的にPATや1°AVblock～完全房室ブロックが見つかることがある．血管炎による冠動脈病変により虚血性心疾患をきたすこともある．

　初期治療はステロイドに比較的よく反応する．しかし，ステロイドの減量に伴い再燃したりすることもある．合併症の程度や治療反応性によって免疫抑制剤の併用が検討される．特に治療にあたっては免疫抑制がかかるため，RPの鑑別として感染症がどれだけ除外できたかということが重みをもつ．

### 参考文献

1) 金沢 佑治, 他：気道症状のみを呈した再発性多発性軟骨炎例. 日本耳鼻咽喉科学会会報 114; 1: 30-33, 2011.
2) Chopra R, et al: Relapsing Polychondritis. Rheum Dis Clin N Am 39; 263–276, 2013.
3) 難病情報センター再発性多発軟骨炎 http://www.nanbyou.or.jp/entry/3857
4) Sharma A, et al: Relapsing polychondritis: a review. Clin Rheumatol 32: 1575–1583, 2013.
5) 喜瀬高庸, 綿貫聡：再発性多発軟骨炎. 総合診療 25: 374-375, 2015.

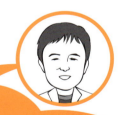

## Clinical pearl

★ステロイドが治療となる疾患の前には感染症の検索が重みをもつ（特に結核）．
★総合診療医の3段階：①心不全や肺炎，喘息などを診れる範囲で診る，②それらでない時にウイルスを考える，③文脈しだいでRPCを考える．
★RPCは初期には典型的な症状が出揃わないこともある．
★RPCを見たら上気道閉塞と心血管合併症に注意する．

（水間悟氏）

症例 16

# 百聞は一見にしかず

真の答えはカンファレンスにはない．
いつもベッドサイドにある．

## 出席者

後期研修医 T（司会）

後期研修医 M

初期研修医 H

初期研修医 Y

指導医 ST

## 症例呈示 ① 病歴

入院前に下記のような紹介状が届いた．

紹介状抜粋
もともと大病なく，元気な 25 歳男性の 10 日間続く発熱の精査依頼です．
X-11 日：この日までは元気．
X-10 日：発熱あり．A 病院受診．インフルエンザ迅速検査は陰性．カロナール®処方
X-9 日 ：吐き気あり，1 回嘔吐．臍周囲の痛みあり．下痢はなし．
　　　　B 病院受診し，ミヤ BM®，ナウゼリン®，ニフラン®，セルベックス®処方
X-7 日 ：B 病院再診し，血液検査施行．
　　　　炎症反応陰性，低 Na 血症（127）あり補液され帰宅．
X-5 日 ：発熱持続するため，A 病院再診し精査目的に入院となった．
X-4 日 ：尿閉が出現し，泌尿器科コンサルトされるも泌尿器的な異常なく，
　　　　尿道カテーテルが留置された．
入院中 ：39 度前後の発熱が持続し，食事量が減少していった．
　　　　発熱時に時折り，頭痛がみられていたため，ロキソニン®を頓用で使用していた．
　　　　血液検査では肝胆道系酵素上昇なく，腎機能問題なし．
　　　　CRP は 0.1．血培，尿培は陰性．全身単純 CT 検査にて異常なし．
　　　　熱源が不明であり，原因精査目的に当院へ紹介となった．

## Discussion ❶

上記紹介状をもとにチームで作戦会議が行われた.

**後期T（司会）**：生来健康な25歳男性の10日間続く熱源不明の発熱だね．こんな患者さんがもうすぐ入院するようだよ．とても難しそうな症例だね．何を考えて，どう診断をつめていこうか．何か診断にせまれるような特徴的な症状はあるかな？

**初期H**：うーん．熱があるのに，CRPが0.1ってことは感染症は否定的なのでしょうか．もうCTも撮られていて，原因がわからないんですよね．僕には全然わかりません．

**後期M**：CRPは発熱のfocusは教えてくれないよ．発熱+αに注目したほうがいいと思う．今回は尿閉がkeyになる気がします．

**後期T（司会）**：そうだね．尿閉は一つ特徴的な症状だね．若い男性が尿閉になるなんて，絶対おかしいよね．じゃあ，どんな病気を想定する？

**初期Y**：男性が発熱と尿閉をきたしたということは，前立腺炎からの排尿障害でしょうか．そうであれば，若い男性であり，ナイセリアやクラミジアといった病原菌が考えられ，性行為感染症の可能性もあります．

**後期T（司会）**：いい鑑別だね．でもこの紹介状からもう少し深読みしてみようか．排尿症状についての記載や訴えがなく，尿培は陰性．さらに泌尿器の先生が診察してくれているから，前立腺炎なら簡単に診断できそうだよね．尿が出る経路に問題がないとすると，どこに問題があるのかな？

**初期Y**：膀胱から尿道は正常で…．他に排尿に関わる臓器は…あ！わかりました！　原因は神経ですか？

**後期T（司会）**：その通り．この症例は膀胱直腸障害が出ている可能性があります．しかもこの人には発熱がある．見逃したくないのは何かな？

**後期M**：硬膜外膿瘍や血腫といった脊髄を圧迫するような病変があるかどうかが大事です．その原因になるような，感染性心内膜炎といった病気が背景にあるかもしれません．

**後期T（司会）**：いいですね．ミエロパチー（脊髄の障害）や膀胱直腸障害といった異常を見つけた時は，必ず整形外科的に除圧が必要な病態があるかどうかを確認する必要があります．だから身体所見でkeyになるのは，直腸診と詳細な神経診察です．

**指導医ST**：不明熱の落とし穴に肛門周囲膿瘍や前立腺炎は有名だけど，膀胱直腸障害を探す時にも直腸診は有用だよね．あとは女性の場合のPIDや後面に回り込んでいる虫垂炎とか．focus不明な発熱で，ヒントをくれる診察の一つだね．

**後期T（司会）**：でも本当に硬膜外膿瘍なのかな？　当てはまらないところは何かありますか？

**初期H**：細菌感染症なのに，（世界の）CRPが0ってことあるんですか？あと，血培も陰性ですし，腰痛や背部痛という症状もなさそうですけど．

**後期T（司会）**：そうだね．細菌感染症でも中枢神経感染症の場合やウイルス感染症ではCRPが上昇しないことはあるよ．除外には使えないけど，逆を言えば中枢神経の感染症かもしれないってことだよね．この人には背部痛はないけど，頭痛はたまにあるって書いてあるよ．

硬膜外膿瘍でなく，発熱・頭痛・尿閉とくれば，…Meningitis-retention症候群（MRS）を一番に考えます．まずはElsberg症候群のように鼠径部に皮疹がない

初期H：なんですか，それ？聞いたことないです．

後期T（司会）：Elsberg症候群は性器ヘルペス感染に併発する馬尾神経根炎ともなった尿閉と定義されていたものだよ[1]．最近は，拡大解釈され無菌性髄膜炎に尿閉を合併したものをさすこともあり，MRSといわれることもあるよ[2,3]．だから診断に必要な検査を挙げるとすると？

初期Y：頭部のMRI，全脊髄のMRI，髄液検査です．

後期T（司会）：そうだね．もう一度，病歴や神経所見をとりなおすことも大事だけど，中枢神経の感染症や除圧が必要な病態があれば，緊急事態だから検査・治療もとても大事になってくるね．そろそろ患者さんが来たようだね．さあ，会いにいこうか．

指導医ST：…研修医のみんな，ちょっといいかな．今の議論よりももっと大事なことは，患者さんに会いに行くことだよ．カンファレンスの場では診断はわからなくても，患者さんに一目会えばわかることはよくある．カンファレンスだけ優秀な医師にはならず，フットワークが軽い医師になってね．

## 症例呈示 ② 追加病歴

当院へ入院後，追加病歴にて以下のことを聴取した．

先行感染（下痢，上気道症状，皮疹，尿道炎），複視，呂律不良，光過敏，嘔吐，下痢，麻痺，痺れ，背部痛，胸痛，腰痛はなかった．しかし，ここ数日前から歩くとふらふらするという訴えがあった．頭痛は熱が出た時に少しあるが，今はない．尿閉時は尿が出る感覚はあったが，腹圧をかけないと出なかった．海外渡航歴はなく，山や川，草むらへの曝露なし．ペットの飼育はなし．性行為は特定のパートナー（女性）のみだが，protectionはなかった．

内服薬は前医入院後はロキソニン®を頓用していたのみ．特記すべき既往はなく，生来健康で仕事は会社員をしている．アルコールは機会飲酒程度で，never smoker．家族歴で神経疾患や膠原病の家族歴はなかった．

バイタルはBP 142/99 mmHg，HR 90回/分，T 37.7℃，$SpO_2$ 97％（RA）で，意識はE4V5M6，JCS I -1 目は開いてるが，ぼーっとしている印象．表情はやや疲れてみえる．

身体所見上，眼瞼結膜に出血斑なく，充血なし．口腔内は発赤と白苔なし．頸部，腋窩，鼠径リンパ節の腫脹はなし．項部硬直なし．心雑音なく，呼吸音は左右差なく清．腹部は平坦軟で，圧痛なし．腸蠕動音は亢進していた．肝脾腫なく，肝叩打痛もなかった．直腸診にて，肛門周囲に圧痛はなく，前立腺の腫大や圧痛はなかった．だが，肛門括約筋反射は弱かった．CVA叩打痛なく，脊柱叩打痛なし．関節の腫脹や圧痛なく，皮疹もみられなかった．手の震えや発汗はみられず．

神経診察では眼球運動は全方向でfullだが，動きはsaccaic，注視時にover shootがみられた．時折，右や上方視にて複視を訴える時もあるが，再現性はなかった．眼振はみられず．呂律はたどたどしく，断綴性言語ともとれるような話し方であった．それ以外の脳神経の異常はみられず．

MMTはすべて5/5とれ，腱反射は上下肢ともに亢進していた．バビンスキー，チャドックは拇指に動きはみられなかった．回内/回外試験は両側ともに不規則であり，指鼻指試験や膝踵

試験では両側ともに dysmetria がみられた．
　歩行させると，ふらつきが軽度見られた．やや wide base で歩行は可能だが，tandem gait は不能であった．ロンベルグ試験は陰性であった．感覚は触覚，温痛覚，振動覚の異常はみられなかった．高次機能は問題なく，両親に聞いても特に性格変化はなかった．

## Discussion ❷

初期 H：熱で疲れているからでしょうか．何だかふらふらしていますね．眼もやたらキョロキョロしているし，話し方も何だかたどたどしかったです．転院したばかりで，緊張しているのでしょうか？

後期 M：あれは小脳失調だと思います．でもどれも見逃してしまいそうなほど軽度でした．

後期 T（司会）：やっぱり患者さんをみないとわからないね．想像していた状態と，だいぶイメージがずれていた．時間が経過して，色んな症状が出てきているようです．

　診察上は軽度の意識障害，小脳失調，膀胱直腸障害がありそうです．まずいね．血培とった後は，細菌性髄膜炎やヘルペス脳炎対応で動こうか．髄液検査の後に，ADEM やミラーフィッシャー症候群を合併したビッカースタフ型脳幹脳炎も鑑別に入るから，緊急で頭部と脊髄の MRI が必要だ．

### 症例呈示 ③ 検査結果

■血液検査
　　白血球 6400/ul　ヘモグロビン 12.4 g/dl　血小板 28.4 万/μl　NET 69.2　Ly 10.1
　　GOT（AST）10 IU/l　GPT（ALT）7 IU/l　アルブミン 3.6 g/dl
　　Na（ナトリウム）127.9 mEq/l　K（カリウム）3.9 mEq/l　BUN（尿素窒素）9.8 mg/dl
　　クレアチニン 0.47 mg/dl　CRP 0.01 mg/dl　ESR 8　PT-INR 1.00
　　APTT 30.6 秒　HBsAg（－），HCV（－）　FT4 1.39 ng/dl　TSH 0.3352 μIU/ml
■尿検査　蛋白（－）尿糖（－）白血球 1-4/HPF　赤血球 10-19/HPF
　　　　　新尿 Na 264.5mEq/l，新尿 K 37.91mEq/l
■CXR　肺野に浸潤影なし，心拡大なし
■髄液検査　細胞数 168/μl　単核：多核　99：1％　髄液 TP 185.5 mg/dl
　　　　　　髄液 Glu 57 mg/dl（血糖 111）グラム染色にて菌なし　HSV-PCR 提出
■頭部単純 MRI：異常信号なし
■全脊髄 MRI：異常信号なし，圧迫病変なし
血培，尿培を提出

## Discussion ❸

後期 T（司会）：これまでの経過をまとめると，生来健康な 25 歳男性が，急性から亜急性の経過で小脳失調，尿閉，発熱，意識障害，低 Na 血症（SIADH パターン）が見られています．動物曝露や海外渡航歴なく，先行感染はありません．経過は（図 1）の通りです．

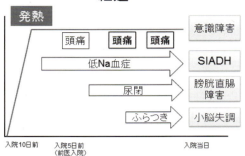

図1　入院までの経過

表1　無菌性髄膜炎の原因

| | 無菌性髄膜炎の原因 |
|---|---|
| ウイルス性 | エコーウイルス，コクサッキーウイルス，HSV1.2，HIV，アルボウイルス，ムンプス，ポリオ，サイトメガロ，EBV，アデノウイルス，麻疹，風疹 |
| 細菌性 | 周囲組織からの波及（硬膜外膿瘍，硬膜下膿瘍），partially treated bacterial meningitis，レプトスピラ，ボレリア（ライム病），マイコプラズマ，結核，IE，梅毒，リケッチア，ブルセラ，クラミジア，エーリキア，リステリア |
| 真菌性 | クリプトコッカス，コクシジオイデス，ヒストプラズマ，アスペルギルス |
| 寄生虫 | 広東住血線虫，トキソプラズマ |
| 薬剤性 | インターフェロン，ST合剤，NSAIDs，アザチオプリン |
| 腫瘍性 | リンパ腫，白血病，髄膜播種 |
| 自己免疫 | サルコイドーシス，ベーチェット病，SLE，Vogt-小柳-原田病 |

(Aseptic meningitis in adults：up to date より一部改変[1])

髄液検査からはaseptic meningitisのパターンであり，MRIでは脊髄の圧迫病変や脊髄炎の所見はありませんでした．頭部にも所見なく，ADEMの可能性も低そうです．

**指導医ST**：そうだね，aseptic meningitisはとても鑑別が広く，一番やっかいなパターンだね．(**表1**)のように鑑別が多くなりすぎるので，思考が停止してしまったり，優先順位を間違えてしまうこともあります．考え方としては，
①実は細菌感染がPartial treatmentになっていないか：抗生剤での治療が必要
②脳炎を合併していないか：HSVやVZVが原因の可能性あり，治療が可能
③STI関連の可能性はないか：HSV2やHIV，梅毒が原因の可能性がある
④自己免疫疾患の可能性はないか：ステロイドが必要な病態の可能性がある
ということに注意しながら，検査や治療の方針をたてます．

**後期T（司会）**：今回は緊急性が高く，治療可能な疾患である細菌性髄膜炎，ヘルペス脳炎の治療は行っておこう．小脳失調や軽度の意識障害がみられるので，髄膜脳炎，特に小脳炎を伴っている可能性が高い．一般的な年齢からはあてはまらないけど，リステリアは小脳炎や脳幹脳炎を起こすから外せないと思います．あとは眼の症状と食事摂取不良があったから，ビタミン$B_1$は補充しておこう．軽度の意識障害は低Na血症のせいかもしれない．こちらも補正しておこう．SIADHパターンになっているのは，髄膜脳炎のせいかもしれないね．

**後期M**：紹介状にはA病院の前に，B病院で補液されたとあります．紹介状には記載されていませんが，もしかすると抗生剤の点滴をされた可能性があります．Partial treatmentになっていることが，一番怖いので再度，B病院に電話してみます．

**後期T（司会）**：ナイスだね！　忘れがちだけど，最も大事なことだね．

**指導医ST**：髄膜炎や脳炎のような後遺症が残ったり，予後が悪い疾患は最初のover triageを恐れる必要はありません．要はどう引くか決めておけばよいだけです．そして，その治療がうまくいかなかった場合に，追加で治療する内容まで考えておくことが重要です．治療前はたいてい時間がなく，情報が足りないことが多い．後で重要な情報が出てくることがあるので，治療前に血清と髄液を多めにとって保存をしておくことが重要です．最近は細菌性髄膜炎や脳炎を疑った場合の治療にステロイドがルーチンで入ることが多いので，ステロイドが入ることでマスクされてしまう疾患がないかを考えることも大事です．一旦

はよくなったが，再度悪化してきた場合，CNSループスや神経ベーチェット，抗NMDA受容体脳炎をはじめとする自己抗体性脳炎だったということもあります．あとは小脳炎だと小脳の腫脹で脳幹の圧迫やヘルニア，水頭症といった合併症に注意が必要です．開頭減圧に至る症例もあるくらいだからね．画像のフォローが大事になってくるね．必要時は脳外科Drに速やかにコンサルトできるようにしておこう．

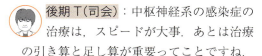
後期T（司会）：中枢神経系の感染症の治療は，スピードが大事．あとは治療の引き算と足し算が重要ってことですね．

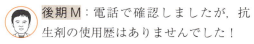
後期M：電話で確認しましたが，抗生剤の使用歴はありませんでした！

### 症例呈示 ④ 入院後経過

入院当日，血培採取後，デキサメサゾン，セフトリアキソン，アンピシリン，アシクロビル，$VB_1$で治療が開始された．治療効果不十分と判断されれば，ステロイドパルス：自己免疫疾患，抗真菌薬：クリプトコッカス髄膜炎，IVIG：ミラーフィッシャー症候群やビッカースタフ型脳幹脳炎，抗結核薬：結核，ドキシサイクリン：ライム病，マクロライド系抗菌薬：マイコプラズマといった治療を考慮していたが，幸い，入院後2日目には意識レベルや小脳失調は改善し，解熱も得られた．

4日目に症状はなかったが，髄液検査再検すると細胞数がまだ100/μl（単球100％）と上昇していた．造影の頭部MRIを施行したところ，後頭葉，頭頂葉の脳溝がFLAIRで高信号，軟膜の軽度の造影効果も認めた．第4脳室，橋腹側，中脳水道にもFLAIRで高信号が前回よりも目立つ所見であった．そのため，炎症はまだ残存していると考え，ステロイドは中止ではなく，PSL30 mg/日内服に切り替え，漸減中止の方針とした．その後，症状は再燃なく経過．1週間後，血液培養と髄液培養の陰性を確認し，セフトリアキソン，アンピシリンを中止した．入院11日目には尿閉も改善し，膀胱カテーテルを抜去した．低Na血症もゆるやかに改善．髄液のヘルペスPCRは陰性であり，アシクロビルは14日で終了とした．入院16日目に症状なく，軽快退院となった．

入院時，各種提出した検査からは病原微生物は特定できなかった．

### 最終診断

（病原微生物不明の）meningitis-retention syndrome + meningoencephalitis (cerebellitis)

### 解説

本症例は二つの切り口があると思われる．一つは，紹介状のみで議論していた尿閉，髄膜炎のプレゼンテーションのmeningitis-retention syndrome．もう一つは，入院後発覚した髄膜脳炎のmeningoencephalitis，特に今回は小脳炎cerebellitisである．この二つの症候群・疾患について解説する．

#### ① MRS: meningitis-retention syndromeについて

尿閉は泌尿器科的緊急事態である．特に急性の尿閉が，子供や若い成人，女性に起こることは

めったにない．そのような場合には，神経学的な病因を考慮したほうがよい．感染症で尿閉が起こる2つの神経学的な原因として，末梢神経障害（仙骨領域の単純ヘルペスや帯状疱疹）と中枢神経障害（meningitis-retention syndrome，ADEM，脊髄炎）がある[3]．

無菌性髄膜炎はよくある疾患だが，尿閉を合併することはまれであり，尿閉の原因の鑑別からMRSが漏れる可能性がある．2005年にSakakibaraらが尿閉を合併した無菌性髄膜炎の3例の症例を報告[4]して以来，meningitis-retention syndrome：MRSという用語が使われるようになり，近年報告例が増加している．MRSという名前ではないが，無菌性髄膜炎による尿閉の症例報告は以前よりみられており，発症年齢は1-63歳（平均33.1歳）と幅広く，性別は40：14と男性に多かった．発症から尿閉の出現までの期間は1-13日（平均3.5日），尿閉の持続時間は3〜159日（平均14.8日）であり，排尿障害などの神経学的後遺症を残した報告例はなかったとされている[5]．

原因として報告されているのは，大多数がウイルス（EBウイルス，サイトメガロウイルス，単純ヘルペスウイルス，水痘帯状疱疹ウイルス）であるが，リステリアや髄膜炎菌が原因の症例報告もある[6,7]．

鑑別診断として，仙骨領域のヘルペス，ギランバレー症候群，急性散在性脳脊髄炎（ADEM：acute disseminated encephalomyelitis），脊髄炎，多発性硬化症，視神経脊髄炎（NMO：Neuromyelitis Optica），脳幹脳炎，くも膜下出血後の髄膜炎，他の尿閉を来すcommonな疾患（糖尿病性神経障害，腰部椎間板ヘルニア，尿路系の感染症，前立腺肥大症，薬剤性）があげられる．MRSは発熱や頭痛，項部硬直といった髄膜刺激徴候と尿閉を伴うが，意識障害や痙攣，失語，ミエロパチーを示唆する症状やレベルを形成する感覚障害がない[4]．ADEMの場合，脳炎症状や脊髄炎症状がみられ，さらにMRIで白質病変や脊髄の異常信号が見られることが多い．

MRSは予後良好で，自然軽快する報告が多いが，原因微生物は多岐にわたり，個々の症例で治療薬の選択が求められる．ヘルペス感染が否定できない場合は，アシクロビルをエンピリカルに投与し，PCR陰性を確認し，引いてくるという治療も考えられる．免疫抑制療法（ステロイドパルス）は効果的であるという報告例は多いが，エビデンスは乏しい[4]．それゆえ，尿閉からの腎後性腎不全に進展させないために膀胱カテーテルを留置しておくことが最低限の初期治療としては重要である．

もう1つは，髄膜脳炎のmeningoencephalitis，特に今回は小脳炎cerebellitisについて解説する．

## ② Acute cerebellitis（AC）

最近，急性小脳炎（AC）の報告が増えているのは，MRIの普及によるものであろう．さらにACの致死的な経過をたどった症例報告がよく見られるようになった．

これまで予後は比較的よいとされていた急性の小脳失調（acute cerebellar ataxia：ACA）という病態とは，別物であり，プレゼンテーションや予後，治療が異なるため，ACとACAを区別することが重要である[8]．

ACは，急性の小脳症状に嘔吐，頭痛，精神変化，意識障害，けいれんが伴うものである．髄膜刺激徴候もよくみられる．

小脳の腫脹が著明な場合，脳幹を圧迫することで意識障害が前景に立ち，小脳失調症状がマスクされることもある．そのような状況で小脳病変を検出に有用なのは，造影MRIである．

MRIでの特徴はT2にて小脳の皮質の高信号を認める．通常は両側性であるが，片側性のこともある．小脳全体の腫脹が激しい場合，水頭症や脳幹の圧排，小脳扁桃のヘルニアを引き起こすことがある．小脳扁桃ヘルニアで突然死した症例も報告されており，治療の時期を見失わず，適切なタイミングに外科的な介入（開頭減圧術）を行うことが重要である．

　ACを引き起こす病原微生物は，VZV，デングウイルス，JCウイルス，エンテロウイルス，パルボB19，マイコプラズマ，リステリア，ムンプスウイルス，ライム病，風疹，EBV，Coxiella burnetiiが知られている．特にVZVの頻度が多い．病原微生物の検出は，血清や髄液の抗体価，髄液中のPCR検査にて行う．小脳炎とともに，脳幹脳炎を起こす病原微生物として重要なものは，リステリアとエンテロウイルス，ヘルペスウイルス（HSV1が80％，HSV2が20％）である．特にリステリアとヘルペスは治療可能であるという観点から重要である[9]．

### 参考文献

1) Elsberg CA: Experiences in spinal surgery. Observaytions upon 60 laminectomies for spinal disease. Surg Gynecol Obstet 16: 117-135, 1913.
2) 林良一，大原慎司：感染症 Elsberg症候群．柳澤信夫，他（編），Annual Review 神経 2004. pp126-132, 中外医学社，2004.
3) Sakakibara R, et al: "Meningitis-retention syndrome": a review. Neurourol Urodyn 32: 19–23, 2013.
4) Sakakibara R, et al: Meningitis-retention syndrome: an unrecognized clinical condition. J Neurol 252(12): 1495–1499, 2005.
5) 伊藤祐二郎, 他：発熱と尿閉を主訴に受診した中枢神経系炎症性疾患2例の治療経験．泌尿器科紀要 55: 655-659, 2009.
6) Fujita K, et al: Urinary retention secondary to Listeria meningitis. Internal Medicine 47: 1129–1131, 2008.
7) Kirkpatrick M, et al: Spinal cord dysfunction in neonatal meningococcal meningitis. European Journal of Pediatrics 153: 367–368, 1994.
8) Sawaishi Y, et al: Acute cerebellitis. Cerebellum 1: 223-8, 2002.
9) Pruitt AA, et al: Infections of the cerebellum. Neurol Clin 32: 1117-1131, 2014.

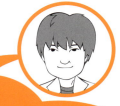

## Clinical pearl

★ 中枢神経感染症の治療はスピードと足し算，引き算が大事
★ 無菌性髄膜炎は稀に尿閉を合併し，meningitis-retention syndromeとよばれる
★ 急性小脳炎は致命的な経過をたどることがあり，注意深い観察が必要

（玉井道裕）

## 症例17

# 片頭痛の先に待っていたもの

排尿するたびに頭痛がくる！

### 出席者

後期研修医 T（司会）

初期研修医 H

後期研修医 M

### 症例呈示 ① 病歴

もともと頭痛持ちの50歳女性が頭痛で救急搬送されてきました．
救急隊からの情報
　旅行中の50歳女性です．帰宅途中の駅のトイレで排尿をした後に，
　頭痛発作で動けなくなってしまったため救急要請です．
　過換気のためか，搬送途中から両手がしびれるという訴えがあります．麻痺はありません．
　意識は清明で，バイタルも安定しています．

### Discussion ①

**後期T（司会）**：さて臨場感をもってやろうか．50歳女性の頭痛がくるよ．過換気発作もあるようだね．実際自分がこの電話をもらったら，どう考えてどう動く？

**初期H**：えー急に言われても．とりあえず，CTですかね．

**後期M**：そうですね．まず意識状態は確認したいです．意識が清明なら，頭痛のonsetを含めた簡単な病歴を聞いて，ぱっと神経症状をとって，くも膜下出血（SAH）の可能性がありそうなので，すぐに頭部CTの検査を行いたいです．

**後期T（司会）**：じゃあ，まずはみんなSAHを一番に考えて動こうとしているということでいいかな？　来院前からSAHが強く疑われる患者さんは，すぐにCTが撮れるように放射線科の技師さんに連絡しておくことも大事だね．患者さんが来たようだね．

## 症例呈示 ② 来院後の情報

患者は眼を閉じており，頭痛でうなされている．頻呼吸で助産師の手になっている．

バイタルは血圧 162/85 mmHg，脈 98 回/分（整），体温 36.8℃，$SpO_2$ 100%（RA），意識は痛みのため，目をつぶっているが，受け答えは可能で，見当識も保たれていた．

追加病歴にて前日までは元気．来院当日は朝から軽い頭痛（6/10）があったが，1 か月に 1 度起こる頭痛と性状が同じであり，我慢していた．16 時に持っていたロキソニンを内服．

18 時に地元に帰るために，駅に向かった．駅構内で排尿をした後から，頭痛が増強した．数秒でピークになる激しい頭痛だった．バットで殴られた感じではないが，人生最大の痛みで，倒れこんでしまうほどであり，19 時に救急車にて当院受診となった．来院時，羞明，吐き気，手のしびれがみられた．嘔吐，音過敏，閃輝暗点，前額部痛，流涙，鼻汁，麻痺，呂律不良，海外渡航歴，視力低下は認めなかった．

既往歴として 30 歳代より，肩こりと頭痛が 1 か月に 1 度あった．仕事を休むこともたまにあったが，ロキソニンを 1〜2 回/日服用すれば軽快していた．だいたい 1 日でおさまることが多かった．頭痛の前に前兆はない．頭痛に吐き気を伴うことはあった．頭痛の精査目的に他院で MRI を 5 か月前にとられたが，問題なかった．高血圧や糖尿病はなし．定期内服ないが，頓用でロキソニンを服用していた．

飲酒や喫煙なし．仕事は事務をしている．家族歴で片頭痛の人はいない．

身体所見をとると，項部硬直はなく，神経学的異常所見はなかった．くも膜下出血を鑑別に頭部 CT を撮影したが，出血はなく，頭蓋内の占拠性病変はみられなかった．下垂体の異常も単純 CT では指摘できなかった（図 1，2）．

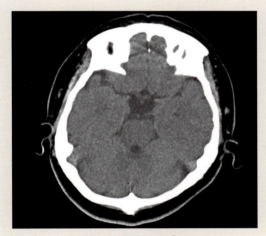

図 1　頭部 CT ①

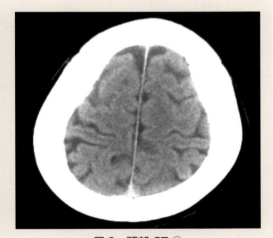

図 2　頭部 CT ②

## Discussion ②

**後期 T（司会）**：もともと頭痛がある 50 歳女性が，これまでとは異なる激しい頭痛で来院しています．CT では SAH は確認できませんでした．さてどうしましょうか？　まずはもともとの頭痛は，片頭痛でよいかな？

**初期 H**：POUND って習ったことがあります！　でも忘れました！　すみません！

後期M：以前までの頭痛の特徴は，吐き気（N）を伴っており，肩こりもみられています．日常生活に支障をきたす（D）ほどの強い頭痛であり，持続時間も4～72時間以内（O）です．拍動性か片側性はわかりませんが，POUNDの3つを満たしているので前兆のない片頭痛で矛盾しないかと思います．

後期T（司会）：そうだね．片頭痛もちのようだ．だからといって，今回の頭痛も片頭痛と同じとは限らないね．今回の頭痛は，雷鳴頭痛と考える必要がある．雷鳴頭痛の鑑別は何かな？

後期M：くも膜下出血，静脈洞血栓症，低髄液圧症候群，RCVS（reversible cerebral vasoconstriction syndromes），下垂体卒中，動脈解離が鑑別です．

後期T（司会）：そうだね．すべてを除外しようとすると，CTで出血がなかったら，ひどい頭痛の人全員にMRIと髄液検査をしなきゃいけないから，現実的ではないよね．しっかり病歴をとって検査前確率を上げてから，検査に進むことが大事だね．ピルを服用していたり，ベーチェット病の人は血栓リスクがあるから，静脈洞血栓症まで疑おう！　とかね．そもそも見慣れていないMRIを緊急でとっても読影できないと意味がないからね．

初期H：今回はCTでSAHの所見はなかったので安心ですね．最近のCTは性能がいいから，昔より感度は上がっていると聞きました．いい時代になりましたね．

後期M：まだ安心するのは早いよ．確かに発症して6時間以内は感度100％と報告している論文[1]もあるけど，時間がたてばたつほど，感度は下がるし，少量の出血や貧血の場合も感度が落ちる．何より放射線科医でない研修医が読影する時もあるんだから，感度100％とは考えない方がいいと思う．経験したことないけど，こういう時は腰椎穿刺でキサントクロミーを確認するのが，セオリーなんじゃないのかな？

後期T（司会）：その通り．SAHの診断を甘く見てはいけません．American Heart Association/american Stroke Associationから出ている2012年のガイドライン[2]にもCTで診断ができなかった場合は，腰椎穿刺が推奨されています．MRIも有用であることはわかっていますが，MRIでSAHの所見が得られなかったとしても，腰椎穿刺は必要であると記載されています．実際に腰椎穿刺が診断に有用だったという本邦からの報告例もあります[3]．

後期M：一つ疑問があります．SAHは再出血を防ぐことが重要ですよね．でも，痛み刺激もためらわれる状況で，腰椎穿刺なんかしていいのかな？っていつも疑問に思っています．ガイドラインにも診断がついた後は，再出血の予防のために侵襲的な検査は避けろって書いてあるのに，矛盾していませんか．

後期T（司会）：そうだね．そこはとても議論のあるところだね．非侵襲的なMRIで診断できれば，それに越したことはないよね．MRIのメリットはSAH以外の疾患を検出できる可能性があることや動脈瘤も検出できるかもしれないことです．でもMRIをすぐに施行できる施設も限られてるし，CTよりもさらに読影力が必要だから，CTが陰性なら次はMRIとも一概には決められない．じゃあ，腰椎穿刺は完璧か？と言われるとそうでもない．発症してすぐだとキサントクロミーも見つからないことがある．現状では，CTで出血なく，髄液検査にて赤血球も検出できなければ，まずSAHではないと考えていいと思います．でも実際はTraumatic tapになってし

まって微妙な症例もあり，判断に迷うこともある．その場合は，個々の症例ごとに脳神経外科のDrと相談して，方針を決めるべきです．

> **症例呈示** ③ その後の経過
>
> 　CTでは出血はなかったが，発症が突然であり，SAHの可能性は否定できず，本人と相談し，腰椎穿刺を施行することになった．しかし，皮下脂肪が厚く困難で，本人も針を刺される痛みが我慢できず，途中で断念した．血液検査では炎症反応上昇なく，肝腎機能問題なし，電解質異常なし．
>
> 　これまでの頭痛歴から，まずは片頭痛の発作と暫定診断し，プリンペラン®静注，イミグラン®皮下注射，ボルタレン®座薬を使用．頭痛は半分程度に落ち着いたため，MRIは緊急ではとらず，経過観察目的に入院となった．
>
> 　入院翌日になり，MRIの必要性を説明し，お勧めはしたが，患者は旅行者であり，早期退院を希望された．身体所見上は神経症状なく，項部硬直なし．
>
> 　今回は片頭痛治療にて症状は軽快しており，神経学的異常所見もなく，片頭痛の発作と考えた．再度聴取すると家庭内でのストレスもひどくあったようで，そういったストレスも影響していた可能性がありそうだった．片頭痛発作治療薬として，ボルタレン®，イミグラン®を処方し，帰宅となった．
>
> 　しかし，帰宅後，排尿後に頭痛（6/10）が再燃した．処方されていたボルタレン®，イミグラン®にて軽快（2/10）したが，病院に入院依頼ありの電話あり，翌日に入院することになった．
>
> 　再入院時は特に神経学的に異常所見なく，頭痛も2/10まで治まっていた．しかし，病棟のトイレで排尿した後に再度頭痛発作増強し，トイレの前で「頭が痛いー！　助けてー！！」と泣き叫んでいる患者が発見された．

## Discussion ③

**後期T（司会）**：かなり状況が進行しました．SAH除外のために，腰椎穿刺が入らなかったのは患者さんにとっても，医者にとっても痛い状況だったね．こうなると，MRIを撮りたかったけど，患者さんは早期退院を希望され，撮らずに帰ってしまったようだね．で，また痛みがでてきて，再入院…．さあ，何を考えてどう動こうか？

**初期H**：やっぱり，SAHの除外は必要なのではないですか？　動脈瘤も含めて，MRIを早く撮りたいです．

**後期M**：非常に残念ですが，腰椎穿刺後の痛みだと，低髄液圧症候群や腰椎穿刺後の頭痛も鑑別に挙がります．

**後期T（司会）**：そうだね．もしそうなら，本当に心苦しいよね．よかれと思ったことが，悪さをしている．これは医者にとって一番つらい状況だ．でもちょっと待って．今回も排尿後に頭痛が出ているよ．これはどう考える？

**初期H**：よくわかりませんが，ちょっと痛がりすぎじゃないですか．排尿したら，頭痛が出るなんて聞いたことないです．過換気で救急搬送されたり，家庭内のストレスがたまっているらしいので，

実は転換性障害なんじゃないですか？

**後期T（司会）**：たしかに痛がり方はすごかったようだよ．でもまだ精神疾患を疑うのは早いね．毎回，誘因がしっかりあることは，器質的疾患の存在を疑わせる根拠になる．自分が知らない病気＝精神疾患にならないように注意しよう．

---

**症例呈示 ④**

その後，緊急でMRI，CTが施行された（図3，4）．

MRIでは皮質下にFLAIRでhigh intencityな領域がみられ，皮質下のくも膜下出血を示唆する所見であった．MRAでは動脈瘤や解離はみられなかった．血圧が160 mmHg以上みられたため，降圧目的にペルジピンの持続点滴を開始した．緊急で脳外科callし，血管造影が行われたが，動脈瘤は検出されなかった．検査後は頭痛は1/10まで軽快していた．

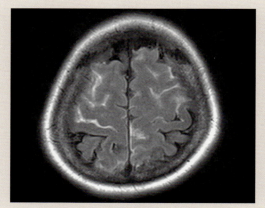

図3　頭部MRI

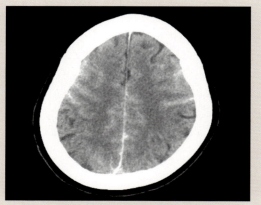

図4　頭部CT

## Discussion ④

**初期H**：やっぱりSAHでしたね．あー，あの時，腰椎穿刺が入っていれば，格好良く診断できたのにー．

**後期M**：最初の頭痛は警告出血だったんですかね．その後の頭痛は，動脈瘤の再出血ですか．でも，MRAでも血管造影でも動脈瘤はないようですが…．

**後期T（司会）**：そうだね．動脈瘤のないくも膜下出血はnonaneurysmal SAH（NASAH）と言われていて，SAHの15％ほどあるようだね[4]．

**後期T（司会）**：じゃあ，診断といこうか．もともと片頭痛のような頭痛持ちの50歳女性が，排尿後に雷鳴頭痛発作を起こしている．画像上は動脈瘤のない皮質下のSAHが見つかった．診断は何かな？ヒントは出血している場所です．

表1　Nonaneurysmal subarachnoid hemorrhage（NASAH）の原因

| | |
|---|---|
| 非動脈瘤性中脳周囲SAH | 脳アミロイドアンギオパチー |
| 同定されない動脈瘤 | 血管炎 |
| 血管奇形（脳内，脊髄） | 静脈洞血栓症 |
| 動脈解離 | 鎌状赤血球症 |
| 外傷 | コカイン中毒 |
| 出血素因，抗凝固療法中 | もやもや病 |
| 下垂体卒中 | 脊髄動脈瘤 |
| 脳腫瘍 | RCVS：cerebral vasoconstriction syndrome |

文献5をもとに作成

初期 H：全然わからない…．

後期 M：脳静脈洞血栓症？　MRV に答えがあるのですか．

後期 T（司会）：ちなみに MRV では静脈洞血栓の所見はありませんでした．正解は MRA に隠されています．ですが，よーく見ないと分かりません．

### 症例呈示 ⑤

MRA をよくみると，びまん性に多発する血管の狭窄像がみられた（図5）．

そのため，RCVS（reversible vasoconstriction syndrome）に伴う皮質下くも膜下出血と診断された．その後，点滴で Ca 拮抗薬が投与され，頭痛発作は減少．day4 からは頭重感は残るものの，激しい頭痛はなくなった．フォローで撮影された頭部 CT でも出血の広がりはなく，MRI の再検でも動脈瘤は検出されなかった．そのため，day14 に退院となった．退院後の MRI では血管の狭窄像は改善していた（図6）．

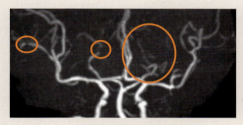

図5　頭部 MRA

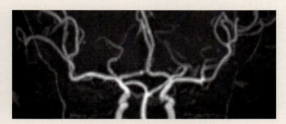

図6　頭部 MRA（退院後）

### 最終診断

RCVS（reversible vasoconstriction syndrome）

本症例は最初，SAH 一直線という感じで進んだが，途中から片頭痛として対応され，イミグランが投与された．後述するが，イミグランは RCVS を誘発することがある．そのため，よかれと思って投与したイミグランが悪さをしていた可能性があり，反省させられた症例である．

### 解説

RCVS は可逆性脳血管攣縮症候群と呼ばれ，1988 年に初めて報告された Call syndrome，Call Fleming 症候群とも呼ばれる．雷鳴頭痛と呼ばれる突発性の激しい頭痛を主徴とし，脳血管に可逆性の分節状攣縮を認める疾患である．RCVS の診断には，多巣性・分節性の脳血管攣縮所見を認め，脳動脈瘤破裂の所見がないこと，髄液所見は正常，突然の激しい頭痛，可逆性の血管攣縮所見が参考になる[6]．

予後良好といわれていたが，近年，脳血管障害，特に頭蓋内出血の合併が少なくなく，合併例では機能転帰は必ずしも良好ではないことがわかってきたため，しっかりと疾患概念について理解しておくことが重要である．

疫学的には，年齢は 10～76 歳で，42 歳周囲にピークがあり，女性に多いとされている．

頭痛が主な症状であり，発症は急性か，雷鳴様である．耐えがたい痛みのため，泣き叫んだり，興奮したり，混乱することがよくある．本症例もトイレから出てこられないほどの痛みで，精神疾患ではないかと疑われるほどの痛がり方であった．痛みの部位は典型的には両側性で，吐き気，嘔吐，光過敏を伴うことも多い．そのため，片頭痛に間違えられることも多い．激しい頭痛発作は1～3時間ほど続く．発作は1～4週間の間で，平均4回起こる．頭痛は発症から平均7～8日で終わることが多いとされている．頭痛発作には少なくとも一つの誘因があるといわれており，性行為，排便，排尿，ストレス，高ぶった感情，運動，水泳，咳，くしゃみ，入浴，笑いなどが報告されている．

本症例のように排尿後に頭痛発作が出現し，とてもよく似ている症例の報告例もあった[7]．

子癇，褐色細胞腫，薬剤（トリプタン製剤，エルゴタミン，ニコチンパッチ，ノルアドレナリン，ボスミン，ブロモクリプチン，SSRI，SNRI），免疫グロブリン，輸血で誘発されることも知られている[6]．RCVSは片頭痛を合併している症例が多く，また頭痛の性状から片頭痛と間違いやすく，トリプタン製剤を使用してしまい悪化させてしまう可能性もあり，注意が必要である．

当院で経験した他のRCVS症例では，鼻出血例で止血のため使用したボスミンガーゼで発症した症例もみられた．そのため，RCVSと診断した時には，除去できる誘因や誘発している可能性のある薬を検索することが必要である．

診断のためには，MRAやCTA，血管造影が必要である．しかし，RCVSの診断の落とし穴として，初回の検査で攣縮がないからといって，否定できないことである．

血管の攣縮は末梢から発生し，徐々にWillis動脈輪周囲の主幹動脈に移行する例もある[9]．そのため，RCVSの初期は最初は頭痛で悩まされ，頭痛が治まったと思ったら，今後は攣縮に伴う合併症（脳梗塞や出血）で悩まされる疾患であり，経過を追うことが非常に重要である．

治療は確立されたものはないが，Ca拮抗薬（ニモジピン，ベラパミル）やMg製剤で治療されることが多い．わが国ではニモジピンの採用がないため，片頭痛予防薬に使用される塩酸ロメリジンが使用されることもある[7]．

RCVSを知ると，片頭痛発作を疑いトリプタン製剤を使用する時に，もしかするとRCVSではないか？　と立ち止まって考えることができる．いつもの片頭痛が雷鳴様頭痛を呈した場合はRCVSを強く疑い，何かしらの誘因がないか病歴や薬歴を調べる必要がある．

## 参考文献

1) Perry JJ, et al: Sensitivity of computed tomography performed within six hours of onset of headache for diagnosis of subarachnoid haemorrhage: prospective cohort study. BMJ 343: d4277, 2011.
2) Connolly ES Jr, et al: Guidelines for the management of aneurysmal subarachnoid hemorrhage: a guideline for healthcare professionals from the American Heart Association/american Stroke Association. Stroke. 43: 1711-1737, 2012.
3) 山田哲久, 他：CT・MRI でくも膜下出血を確定できず腰椎穿刺で確定した二症例. Journal of Japanese Congress on Neurological Emergencies 26: 32-37, 2014.
4) Rinkel GJ, et al: Outcome in patients with subarachnoid haemorrhage and negative angiography according to pattern of haemorrhage on computed tomography. Lancet 338: 964, 1991.
5) Rinkel GJ, et al: Subarachnoid hemorrhage without detectable aneurysm. A review of the causes. Stroke. 24: 1403-1409, 1993.
6) Ducros A: Reversible cerebral vasoconstriction syndrome. Lancet Neurol 11: 906-917, 2012.
7) 小倉礼, 他：雷鳴頭痛と皮質性くも膜下出血で発症し, 長期経過を観察した reversible cerebral vasoconstriction syndrome の 1 例. 臨床神経 53: 618-623, 2013.
8) Ducros A, et al: Hemorrhagic manifestations of reversible cerebral vasoconstriction syndrome: frequency, features, and risk factors. Stroke 41: 2505-2511, 2010.
9) Ducros A, et al: The clinical and radiological spectrum of reversible cerebral vasoconstriction syndrome. A prospective series of 67 patients. Brain 130: 3091-3101, 2007.

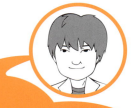

## Clinical pearl

★片頭痛もちの患者が, 雷鳴頭痛できたら, トリプタン製剤は慎重に！
★排尿, 排便後に頭痛がきたら, RCVS を疑う
★RCVS は全てが reversible な疾患ではない

（玉井道裕）

症例 18

# 声なき声を聞く

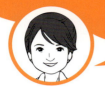

Toxidrome を頭に入れよう！

## 出席者

後期研修医 K（司会）　初期研修医 H　後期研修医 OR　後期研修医 OH

### 症例呈示 ① 病歴

　平日の当直，救急隊からの一報．「89 歳女性の意識障害です」不安神経症の診断で近医通院中の ADL 自立した高齢女性だった．家族より聴取した話しでは，発見当日の 13 時頃は元気な様子だった．19 時頃に自宅のベッド上で倒れているのを家人が発見．大声で名前を呼んで体を揺すったがまったく反応がないため救急要請された．口から白い泡が出ていて，拭いても拭いても出てきたらしい．枕元には白い液体が入ったペットボトルが置いてあったようだ．家族は気にしていなかったようだが，何か思い当りはないかと聞くと，最近は「（死んだ）じいちゃんの元に行きたい」と言っていたとのこと．内服薬はセルシン®，プルゼニド®の 2 剤のみだった．

## Discussion ①

**後期 K（司会）**：ここまでの情報で，みなさん，どう考えますか？

**初期 H**：意識障害なので，AIUEO TIPS で考えます！　アルコール，インスリン，ウレミア，えっと…．

**後期 OR**：病歴からは自殺企図で薬剤や薬品を飲んで意識障害をきたした可能性が高そうですね．つまり over dose！　白い液体がとても気になります．ご家族には自宅に戻って，薬の空き箱や空瓶がないか，探して持ってきてもらいたいです．

**後期 OH**：僕も他の鑑別も念頭に置きながら，まずは薬物中毒としての対応をします．バイタルや身体所見から Toxidrome のパターンを考えながら，初期対応を行い，薬剤を類推することが大事だと思います．

**後期 K（司会）**：そのとおり！　まずは疑わないと始まらないですからね．丁寧に身体所見をとれば病態の把握もできます．身体所見をみてみましょう．

## 症例呈示 ② 受診時の身体所見

E1V1M1，血圧 167/87 mmHg（ふだんの血圧 120/80 mmHg 前後），脈拍 78 回/分・整，SpO₂ 78%（室内気），呼吸回数 > 30 回/分，体温 35.3℃
頭頸部：眼瞼結膜貧血なし，眼球結膜黄染なし，打撲痕なし．
口腔内：口腔内に刺激臭を伴う白色溶液あり．
心音：no murmur，S1（−）→ S2（−）→ S3（−）S4（−）
肺音：両肺全体に pan-inspiratory crackle あり．
腹部：腸蠕動音は亢進，平坦・軟．
四肢：皮膚軽度乾燥，末梢冷汗なし．
神経：瞳孔 1.5 mm/1.5 mm，対光反射＋/＋，明らかな麻痺なし，腱反射正常．

## Discussion ②

後期 K（司会）：この所見からどう考えますか？

初期 H：縮瞳，腸蠕動亢進，発汗があり，cholinergic toxidrome を疑います！

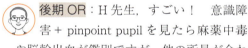後期 OR：H 先生，すごい！ 意識障害＋pinpoint pupil を見たら麻薬中毒や脳幹出血が鑑別ですが，他の所見が合わないね．Cholinergic toxidrome とすると，原因薬剤は ChE 阻害薬やコリン作動薬，有機リンとか．有機リンといえば農薬…この地域はみなさん畑仕事をされているので十分ありえますね．それに，有機リンはにんにく臭でしたよね！？ 有機リン中毒の所見に矛盾しないと思います．

後期 K（司会）：そうそう，みんなの嗅覚も大事な武器よ．診断と同時に治療も進めないといけないですよね．どうします？

初期 H：意識も呼吸状態も悪いので，まずは挿管して人工呼吸管理が必要です！

後期 OH：そのとおりですね．あとは有機リン中毒としてアトロピンと PAM を準備して．

初期 H：でも，先生，証拠の物品がないのに，有機リン中毒と決めつけていいのか…僕はちょっと薬を投与する勇気がないです．

## 症例呈示 ③ 経過

搬送時点では服薬内容は不明だったが，臨床状況と血清 ChE 低値より有機リン中毒を疑った．大量の気管支分泌物による呼吸不全に対して人工呼吸器管理を行い，気管分泌物が改善されるまで硫酸アトロピンの静注を繰り返し（1 mg を 10 回），PAM® 1 g 静注を行った．第 2 病日は PAM 500 mg/時，持続投与を行い終了，第 3 病日に抜管，その後は呼吸状態悪化や中間症候群も認めなかった．自宅の納屋に 2 種類の有機リン製剤（DDVP®（H24 年より農薬登録失効），カルホス乳剤®）が見つかった．いずれも透明な液体だったが，2 剤を混合すると白色に変化し，鑑識の警察官の調べでは，患者本人の靴と納屋内の足跡が一致していたことから，この 2 剤の農薬の摂取が今回の中毒の原因と考えられた．また，精神科でうつ病の診断となり，抗うつ薬の治療が開始され，その後は経過良好で無事退院された．迅速な支持療法の開始と特異的治療の開始が本症例の救命につながったのかもしれない．

## Discussion ❸

**後期K（司会）**：薬物中毒を考える時，原因が1種類とは限らないですよね．多剤内服の場合はその薬理作用によってバイタルサインや身体所見もさまざまです．有機リン中毒らしさをさらに強めるものがあればいいですよね．H先生，血液検査で傍証になるものはあるかな？

**初期H**：ん～，有機リンはChE阻害薬だから，それが大量にあるとChEは…少なくなるのですか？

**後期K（司会）**：この症例，ChEは4 IU/Lですって．なかなかみない数値ね．有機リン中毒の診断は，状況証拠，臨床症状，農薬の臭いなどから総合的に行うけれど，ChE低下も参考になります．ただ，重症度とは相関しないことは知っておいてね．この結果をみたら，H先生もアトロピンとPAM投与できるよね？！

**初期H**：はい！　喜んで！

### 最終診断

農薬による有機リン中毒

### 解説

"声なき声を聞く"．中毒診断にはこの力が鍵となる．意識障害などで病歴聴取ができない状況でも患者が呈している所見から患者の声を聞き取ることが可能であり，病態を把握する方法の一つに"Toxidrome"の概念がある．Toxidromeはある種の毒物によって引き起こされる症状と兆候の組み合わせで，交感神経賦活作用，抗コリン作用，コリン作用，麻薬・催眠鎮静作用，離脱症候群，セロトニン症候群などに大別される[1]（**表1**）．Toxidromeを同定すれば毒物を特定するまでのsymptom-basedな治療が可能になる．臭いやけいれんの有無，血液ガスデータも重要な手がかりである．しかし，実際の薬物中毒患者は，複数の薬物を同時に摂取していることが多く，身体所見からだけでは薬剤の推測は難しいことも多い．

本症例は典型的なcholinergic toxidromeの所見（高血圧，縮瞳，気道分泌物増加，腸蠕動音の亢進，発汗）を呈しており，刺激臭のある液体の存在，血清ChEの著明低値から有機リン中毒の診断は比較的容易だった．

有機リンは殺虫剤や除草剤として広く使用されているAChE阻害薬で，中毒発生は特に農村部で多く，そのほとんどが自殺企図による．有機リン中毒では交感・副交感神経，中枢神経系，神経・筋接合部の神経終末でAChが蓄積し，ACh受容体が過剰に刺激される．その結果，ムスカリン様，ニコチン様作用が出現し，（SLUDGE BAM症候群と呼ばれる）**図1**に示すように多彩な症状が生じ，重篤な中枢神経症状をきたすこともある（**図1**）．

有機リン中毒の診断は状況証拠，臨床症状，ガーリック臭のような農薬の臭いなどから行うが，参考になる検査としては血漿ChE値の低下がある．ChEには，神経系や赤血球膜に存在するアセチルコリンエステラーゼAChEと，血清や肝臓などに存在するブチリルコリンエステラーゼBChEの2種類があり，臨床症状・重症度に寄与するのはAChE，我々が採血でよく測定する血漿ChEはBChEのことである．いずれも有機リンと結合するため，血漿ChE低値は中毒の重症度とは関係ないものの，有機リンをはじめとしたChE阻害薬の暴露の敏感なマーカーであるため，診断の参考にはなりえる[2]．

## 表1 Toxidrome

| 中毒症候群 | 血圧 | 脈拍 | 体温 | 呼吸 | 精神状態 | 汗 | 腸蠕動 | 反射 | 瞳孔 | 薬剤 |
|---|---|---|---|---|---|---|---|---|---|---|
| 交感神経賦活作用 Sympathomimetic | ↑ | ↑ | ↑ | ↑ | 興奮 | ↑ | ↓ | ↑ | ● | アンフェタミン，カフェイン，コカイン，エフェドリン，デオフィリン |
| 抗コリン作用 Anticholinergic | ↑ | ↑ | ↑ | ↑ | 興奮 | ↓ | ↓ | | ● | 抗コリン薬，抗ヒスタミン薬，TCA，抗痙攣薬，抗パーキンソン病薬，抗精神病薬（フェノチアジン系） |
| コリン作用 Cholinergic | ↑/↓ | ↓ | → | ↑/↓ | 錯乱 昏睡 | ↑ | ↑ | | ⊙ | 有機リン，コリンエステラーゼ阻害薬，コリン作動薬 |
| 麻薬 Opioid | ↓ | ↓ | ↓ | ↓ | 昏睡 | ↓ | ↓ | ↓ | ⊙ | 麻薬（モルヒネ，コデイン） |
| Sedative-Hypnotic | ↓ | ↓ | ↓ | ↓ | 錯乱 昏睡 | | | ↓ | ⊙ | ベンゾジアゼピン，バルビツレート，アルコール |
| 離脱症状様作用 Withdrawal | ↑ | ↑ | ↑ | ↑ | 興奮 | ↑ | ↑ | | ● | アルコール，麻薬，ベンゾジアゼピンなどからの離脱 |
| セロトニン症候群 Serotoninergic | ↑ | ↑ | ↑ | ↑ | 錯乱 昏睡 | ↑ | ↑ | ↑ | ● | MAO阻害薬，SSRI，TCA，デキストロメトルファン |

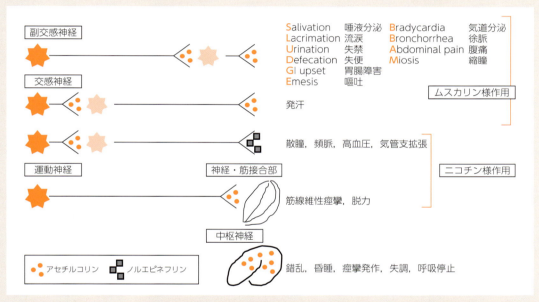

**図1 Cholinergic Toxidrome**
（文献3，P241より許諾を得て改変）

重症度の評価で最も重要なのは，中枢神経障害，気管支攣縮，気管分泌亢進による呼吸不全であり，一番の死因はBronchorrhea（自分の分泌物に溺れてしまう）である．初期治療は呼吸状態の安定化が最優先であり，迅速に気管挿管，人工呼吸管理を行う．胃洗浄や活性炭は服用後1時間であれば考慮する．拮抗薬・解毒薬としてはムスカリン受容体拮抗薬のアトロピンとAChEの再活性薬の2-PAMがある．アトロピンはまず1～3 mgを静注し，気管支分泌物の量や喘鳴が改善するまで2～5分ごとに繰り返し投与，2-PAMは1～2 gを10～20分かけて静注し，200～500 mg/時で24～48時間持続投与が一般的とされているが，至適な投与法は確立されていない[3,4]．

また，約20%の症例で，服用後24～96時間以内に横隔膜，肋間筋，呼吸補助筋の麻痺に

よる呼吸不全，近位筋の筋力低下などを主症状とした中間症候群と呼ばれる病態が出現する．通常は1〜3週間以内に改善するため，呼吸補助などの支持療法が主体となり，PAMは無効である．また，発症早期に十分量のPAMを使用しなかった症例に発症が多いともいわれており，初期の投与が大切である．

### 参考文献

1) Mokhlesi B, et al: Adult Toxicology in Critical Care. Chest 123: 577-592, 2003.
2) Eddleston M, et al: Management of acute organophosphorus pesticide poisoning. Lancet 371: 597-607, 2008.
3) 上條吉人：臨床中毒学．医学書院，pp238-246, 2009.
4) 関洲二：急性中毒診療マニュアル．金原出版，pp71-73, 2001.

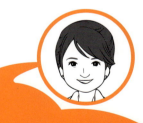

## Clinical pearl

★急性中毒の対応には"Toxidromes"で考える．
　有機リン中毒はCholinergic Toxidromes！

(小平のり子)

**コラム**

## 人の成長って美しい

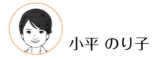 小平 のり子

　諏訪中央病院での医師生活が8年目を迎え，研修医を指導する立場になると，研修医の成長に感動することがある．彼らが知識や経験を増やしていくのはもちろん嬉しいことであるが，人間性豊かな医師として成長していく姿を見ることは，とても感動的だ．

　大学病院から3ヵ月間の短期研修に来ていた初期研修医の小野先生と研修修了日に振り返りを行った後，自然と心の中で言葉が浮かんできた．"人の成長って美しい"．

　研修も終盤にさしかかっていたある日のことである．

　「先生～！！　見てくださいよ！　あのTさんがこんな表情をされたんです！」

　経口摂取が難しくなった認知症患者さんの，自宅への外出に同行した小野先生は，病院に戻ってくるなり目をきらきら輝かせて語ってくれた．この日のために集まった親族の皆さんとの集合写真，そしてTさんがはっちゃけてダンスを踊る10年前の旅行写真が彼のスマホに写っている．病院での仮面様顔貌からは想像できない姿だった．患者さんの表情も，そして喜びを隠しきれない研修医の姿も，私は嬉しかった．

　研修最後の振り返りで「最も印象に残っていることは？」の問いにTさんの話がでてきた．「死が迫っている中では，1日の余命を伸ばすことよりも幸福な1時間を共有することが大事なんだと思いました」彼にとって大きな気づきだったのだろう．とても素敵な言葉だった．思い返してみれば，「認知症患者さんには体幹ベルトで抑制しないんですか？」の質問から小野先生の研修が始まり，私は愕然として不安を抱いた．彼は出会った当初から優しく素直で，指導医としては褒める機会も多かったが，私は3ヵ月の間，時に厳しく，叱咤激励し続けた．上級医が診療の主体になることが多い大学病院での研修をしてきた彼にとって，当院で主治医として責任を持って診療をすることは，大きな環境変化であったのだと思う．彼は戸惑いながらも救急から在宅まで患者さんの病の経過を追い，患者・家族に寄り添う医療を果たしてくれた．研修を終えた彼は，病気をみるだけでなく，"人を診ることができる医師"となっていた．

　「患者さんのことで本気で泣いて，笑って，悩んだ日々でした．"なんとなく"で過ごしていた日々に，"変わらなきゃ"って初めて思えました．主治医としてどうあるべきか，患者さんを不幸にする前に気づくことができて本当に良かったです」彼はうっすら涙を浮かべながらそう振り返ってくれた．

　小野先生と過ごした時間は，ひな鳥が成長して巣立っていく過程をみているようだった．そして，去っていく者だからこそ，美しさをより感じたのかもしれない．私はまだまだ未熟な若手指導医だが，このような研修医の成長過程を体験し，自分自身もまた一歩成長したと感じた．

# 症例19 プレドニゾロン 0.5 mg の意味

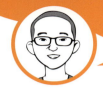

発熱＋意識障害を みたら…？

## 出席者

後期研修医 OR（司会）　初期研修医 Y　後期研修医 OH　後期研修医 M　初期研修医 H

### 症例呈示 ① 現病歴

　他県からの旅行者で既往不明の 70 歳代男性．病歴はすべて付き添いの友人から聴取した．来院前日，他県から長野県に団体バス旅行に来ていた．夕方頃から軽い嘔気を訴えており，夜の宴会でもあまりお酒を飲んでいなかった．来院当日，朝温泉に入ったが意識状態が悪く，友人に引き上げられ近医を受診，点滴をされた．その後もバス旅行を続けたが，観光地についても「俺は降りない」と言ってバスの中で寝ていた．昼食時，友人が起こそうとしたが起きなかったため当院へ救急搬送された．

　既往歴は不明．内服薬はトラゼンタ® 5 mg 1 錠，アマリール® 1 mg 1 錠，タケプロン® 15 mg 1 錠，プレドニゾロン® 1 mg 0.5 錠が袋に小分けにされて入っていた．

　来院時の意識は JCS 200，バイタルは血圧 141/70 mmHg，脈拍 88/分 reg-reg，呼吸回数 21/分，SpO₂ 98％（酸素 2L 投与下），体温 38.7℃であった．

## Discussion ①

**後期 OR（司会）**：今回は実臨床に近づけるため，あえてバイタルを先に呈示しました．旅行者の意識障害です．情報が少ないなかでも，救急外来ではアクションをし続けなければいけません．みなさんならどんなことを考えますか？

**初期 Y**：発熱と意識障害をみたら髄膜炎を疑います．

**後期 OR（司会）**：いいですね．でも鑑別はそれだけですか？　もう少し広げてみましょう．

**初期 Y**："AIUEOTIPS" で鑑別をしてみます．Alcohol は前日に飲酒をあまりしていないというのでなさそうで，Insulin は内服薬から糖尿病の既往がありそうなので低血糖も鑑別に挙がりますので，デキスターで血糖を確認したいです．Uremia は尿毒症なので血液検査をすれば鑑別

## 表1 AIUEOTIPS

| | | |
|---|---|---|
| A | Alcohol | 急性アルコール中毒，アルコール離脱，Wernicke脳症，AKA |
| I | Insulin | 低血糖，DKA，HHS，メトホルミン関連の乳酸アシドーシス |
| U | Uremia | 尿毒症およびその他の代謝性脳症 |
| E | Encephalopathy | 橋本脳症，肝性脳症，ミトコンドリア脳筋症など |
| | Electrolytes | 高・低Na血症，高Ca血症 |
| | Endocrine | 副腎不全，甲状腺機能亢進・低下症 |
| O | Overdose | 麻薬，ベンゾジアゼピン，覚せい剤など |
| | Oxygen | 低酸素血症，高二酸化炭素血症，一酸化炭素中毒 |
| T | Trauma | 外傷性頭蓋内出血など |
| | Temparature | 偶発性低体温症，悪性高熱，熱中症 |
| | Tumor | 脳腫瘍，腫瘍随伴症候群，癌性髄膜炎，NMDA受容体抗体脳炎など |
| I | Infection | 中枢神経以外の感染症，細菌性髄膜炎，ヘルペス脳炎，神経梅毒など |
| P | Psychiatrics | 転換性障害など |
| | Porphyria | 急性間欠性ポルフィリア症 |
| | Perfusion(micro) | TTP，IVL，過粘稠症候群，脂肪塞栓症 |
| S | Seizure | 痙攣後意識障害，痙攣重責状態，NCSE |
| | Stroke | 広範囲大脳半球梗塞，Top of pasilar syndrome（両側視床梗塞含む）SAH，Shock |

AKA：アルコール性ケトアシドーシス，DKA：糖尿病性ケトアシドーシス，HHS：高血糖高浸透圧症候群，TTP：血栓性血小板減少性紫斑病，IVL：血管内リンパ種，NCSE：非けいれん性てんかん重責状態(nonconvulsive status epilepticus)

できそうです．EはEncephalopathy…脳症はよくわかりません．Electrolytesは電解質なので血液検査で測定してみます．Endocrineは内分泌だから甲状腺機能低下症や副腎不全も鑑別に挙がります．OのOxygenはSpO₂が正常なので大丈夫そうです．Overdoseは薬物中毒ですが，内服薬からはなさそうです．TのTraumaは外傷歴の有無が不明なのでわかりません．Infectionは髄膜炎やヘルペス脳炎は鑑別にあがります．PはPsychiatricsですが，鑑別の最後には残るかもしれませんがあまり疑いません．SのSAH（くも膜下出血）はあるかもしれないです．Seisureは目撃者がいないけいれんがあったかもしれないのでありだと思います．

**後期OR（司会）**：AIUEOTIPSがすらすら出てきて素晴らしいですね．実はこのAIUEOTIPS，便利ですが鑑別をよく整理しておかないと鑑別に漏れが出てしまいます．たとえば意識障害を呈する電解質異常って何がありましたっけ？

**後期OH**：高・低Na血症，高Ca血症です．

**後期OR（司会）**：いいですね．AのAlcoholも急性アルコール中毒だけではありません．アルコール離脱，Wernicke脳症，アルコール性ケトアシドーシス，肝性脳症，はたまた酔っ払って転倒したことによる頭部外傷も鑑別に出てきます．ここはEncephalopathyやTraumaにも被りますが，一度整理をしておきましょう（表1）．発熱＋意識障害といえど，感染症以外の鑑別もたくさんあることを意識してください．

**症例呈示 ② 身体所見**

頭頸部所見では眼瞼結膜の出血点や蒼白は認めず，項部硬直も陰性．また甲状腺の腫大もなく，

頸部リンパ節の腫大も認めなかった．胸部所見では，肺音は深呼吸の従命が入らず poor study．心音は明らかな過剰心音や心雑音は認めなかった．腹部も特記すべき所見なく，腸蠕動音も亢進・減弱は認めなかった．皮膚は顔面から体幹部にかけて淡い紅斑を認める．浮腫やチアノーゼはなく，明らかな外傷痕やダニの刺し口は認めなかった．神経学的所見では瞳孔は3mm/3mmで対光反射は両側迅速，眼球偏位は認めず，睫毛反射は認められる．四肢の筋緊張は低下しており，arm drop sign は陰性，深部腱反射の亢進・減弱はなく，Babinski 反射は左右陰性，Chaddock 反射も両側陰性であった．

## Discussion ❷

**後期 OR（司会）**：身体所見から鑑別は絞れますか？

**初期 Y**：肺の聴診が poor study だったという点と低酸素血症からは肺炎を疑います．

**後期 OR（司会）**：まずはコモンなものから挙がりました．意識障害はどう説明しましょう．

**初期 Y**：レジオネラ肺炎とか…．

**後期 OR（司会）**：レジオネラ肺炎！レジオネラは呼吸器以外の症状を頻繁に認めることが有名です[1]．

**後期 M**：全身の紅斑を伴う発熱…fever & rash ですね．全身の紅斑とくればリケッチア感染症はどうかな．刺し口が見つからなくても否定はできないですしね．この辺り（諏訪中央病院は長野県茅野市にある八ヶ岳の山々に囲まれた病院）じゃあわざわざ山へ行かなくてもツツガムシはその辺にいるっていわれているし．あとは後部硬直の感度は決して高くはないし[2]，髄膜炎は絶対に検索が必要でしょう．

**後期 OR（司会）**：ありがとうございます．ツツガムシ病は診断をするためには血清の抗体や PCR，もしくは刺し口の痂皮の PCR を外注検査に提出して診断をつけるので，結果が出るのには時間がかかりますね．疑わしい場合は治療に入らなければならないかもしれません．

**初期 H**：ところでこの患者さんが内服しているプレドニゾロン 1 mg 0.5 錠って一体何なんでしょうか…？

**後期 OR（司会）**：それはこのあとのお楽しみです．探偵のつもりでその鍵穴を探してみてください．

---

### 症例呈示 ③ 検査結果

- 血液検査：WBC 14340/μl，(Neut 81.2%，Eo 3.1%，Ba 0.1%，Lym 10.7%，Mono 4.9%)，Hb 14.5 g/dl，Ht 39.3%，Plt 22.5万/μl，AST 40 IU/l，ALT 34 IU/l，LDH 256 IU/l，CPK 593 IU/l，ALP 168 IU/l，γ-GTP 41 IU/l，T-bil 0.95 mg/dl，Na 120.9 mEq/l，K 4.2 mEq/l，Cl 84 mEq/l，Ca 8.4 mg/dl，BUN 13.5 mg/dl，Cre 0.90 mg/dl，CRP 6.43 mg/dl，TP 7.3 g/dl，Alb 3.7 g/dl，血糖 205 mg/dl，HbA1c 9.1%，NH3 27 μg/dl，TSH 2.14 μIU/ml．
- 静脈血ガス（酸素 2L 投与下，呼吸回数 21/min）：pH 7.413，$pCO_2$ 37.6 mmHg，$HCO_3$ 23.5 mmol/l，Anion Gap 10.3 mmol/l，Lac 1.7 mmol/l，COHb 1.3%．
- 尿検査：蛋白 3+，ケトン 1+，糖 +/−，赤血球 1-4/HPF，白血球 1-4/HPF，尿中肺炎球

菌抗原陰性，尿中レジオネラ抗原陰性．
- 髄液検査：細胞数 1/μl，糖 111 mg/dl，TP 22.6 mg/dl，キサントクロミー陰性，グラム染色では菌体は認められず．
- 頭部 CT：大脳皮質全体の軽度の萎縮以外特記なし．
- 胸部 CT：肺野の両側下葉にコンソリデーションを認める．
- 遠方に住む妻に電話をしたところ，「病気は糖尿病で病院に通っている．これまでも 2 回肺炎になっているが，その度に何日間か昏睡状態になっていた」との情報を得た．

## Discussion ❸

**後期 OR（司会）**：さて，救急外来で施行した検査結果が出揃いました．みなさんの考えとマネージメントを教えてください．

**初期 Y**：採血で低 Na 血症とトランスアミラーゼの上昇，高 LDH 血症を認め，CT で肺炎像がある点からはやはりレジオネラ肺炎を疑います．レジオネラをカバーする抗菌薬と，低 Na 血症の補正をしようと思います．

**後期 OR（司会）**：当初の鑑別通りですね．レジオネラ肺炎を予測するスコアがあるのは皆さん知っているでしょうか（表 2）．
このスコアに当てはめると，意識障害があるので痰の有無ははっきりしませんが，血清 Na 値と血清 LDH 値の 2 つしか当てはまらないですね．でもこうしたスコアは 1 ポイントではわかりませんので，レジオネラは十分有力な鑑別診断だと思います．ほかにはどうでしょうか？

**後期 M**：意識障害の原因が低 Na 血症でもいいのかもしれませんが，こんなに意識が悪いことに少し違和感を覚えるのは僕だけでしょうか．肺炎も人工呼吸器管理を要するような重症肺炎ならまだしも，このぐらいの重症度の肺炎で昏睡というのはあまりみたことがなく気持ち悪いです．発熱と意識障害に加え全身の紅斑と肝機能障害があることも考えると，ツツガムシ病＋意識障害に伴う誤嚥性肺炎もありえると思います．そうすると，僕ならテトラサイクリンの投与と市中肺炎の治療を同時に施行して，臨床経過や培養結果，外注検査結果をもって抗菌薬を絞っていくと思います．

**後期 OR（司会）**：ありがとうございます．ツツガムシ病は未治療だと致死率が高く，見逃せない感染症の 1 つですね．さて，私から皆さんに質問です．1 つは繰り返す意識障害の鑑別はなんですか？ もう 1 つは白血球分画に違和感はありませんか？ さて，もう少しです．

**初期 Y**：繰り返す意識障害…低血糖とか肝性脳症とかでしょうか？

**後期 OH**：ベンゾジアゼピンみたいな薬剤もありですよね．過量内服で救急外来によく来ますし．白血球分画は左方偏位はあるけど…．

**後期 T**：答え言っちゃっていい？ これ副腎不全でしょ．好酸球上がってるじゃん．

### 表 2 レジオネラ肺炎の臨床的予測因子[3]

| |
|---|
| ・体温 > 39.4 ℃ |
| ・痰がない |
| ・血清 Na < 133 mEq/l |
| ・LDH > 255 IU/l |
| ・CRP > 18.7 mg/dl |
| ・血小板数 < 17.1 万/μl |

各 1 点として，0〜1 点でレジオネラ肺炎の確率 3％，4 点以上でレジオネラ肺炎の確率は 66％．

後期OH：好酸球は正常範囲内じゃないですか？

後期T：相対的に上がってるんだよ．普通敗血症みたいに身体に深刻なストレスがかかったらステロイドホルモンが産生されて好酸球の産生は抑制されるんだよ．それなのにこの患者の好酸球は下がってない．つまり何らかの理由でステロイドホルモンが産生されていないんじゃないかな．その目でみると肺炎を契機に相対的副腎不全になって，低Na血症になったんでしょう．

後期OR(司会)：ありがとうございます．最後に繰り返す意識障害のcluster (表3) を確認して，症例の答え合わせをしましょう．

表3　繰り返す意識障害のcluster

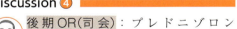

| 低血糖 | 肝性脳症 | 甲状腺機能低下症 |
| --- | --- | --- |
| 副腎不全 | 不整脈 | 薬剤 |

## 症例呈示 ④ その後の経過

　入院時はレジオネラを含む細菌性肺炎とリケッチア感染症（ツツガムシ病）を考慮し，CTRX + MINOで加療を開始し，低Na血症の補正も併せて開始した．しかし相対的好酸球増多と意識障害から副腎不全の可能性を考え，すぐにACTH試験を施行．結果，コルチゾールの増加は認められず陽性であった．またかかりつけ病院への問い合わせの返答が後日あり，「副腎不全と診断しPSLで加療開始したが糖尿病のコントロールが悪化したため，やむなくPSLを数か月かけて減量中であった」とのことであった．PSL 5 mgで加療開始したところ，すみやかにNa値は正常範囲内に改善し，意識障害も改善した．

　レジオネラについてはペア血清でレジオネラ抗体陰性であり，喀痰レジオネラPCR陰性であったことから否定的であった．なお，痰はほとんどなく，培養に適する検体は採取できなかった．ツツガムシ病についてはペア血清でKato, Gilliam, Karpの各抗体が陰性であった．

　CRH負荷試験ではACTH，コルチゾールともほぼ上昇なく，二次性副腎不全と診断した．頭部MRI等の精査はご家族が希望されず施行していない．

## Discussion ④

後期OR(司会)：プレドニゾロン0.5mg内服の意味は，副腎不全に対する治療の名残だったんですね．肺炎になる度に昏睡になっていたというエピソードも，おそらく相対的副腎不全になっていたためでしょう．レジオネラを疑っていてCTRX + MINOで加療するのは正しかったのか，疑った時点でステロイドを投与してよかったのではないか，など反省する点も多い症例ですが，好酸球が少なくなっていないことがヒントとなって診断に結びついた点はぜひ皆さんと共有したいと思い症例を呈示しました．副腎不全の患者さんは意識障害でかかりつけ以外の病院へ搬送される可能性が十分にあるため，あらかじめ財布やお薬手帳と一緒に副腎不全であることを明記した紙を持っていただくようにします．これは脾摘後の患者さんなどにも有効な手段ですが，こうした患者教育も極めて重要です．日頃から退院後の生活も視野に入れたケアをしていきたいですね．

| 最終診断 | 肺炎＋二次性副腎不全（それに伴う低Na血症） |

### 参考文献

1) Viasus D, et al: Community-acquired Legionella pneumophila pneumonia: a single-center experience with 214 hospitalized sporadic cases over 15 years. Medicine(Baltimore). 2013; 92: 51-60.
2) Waghdhare S, et al: Accuracy of physical signs for detecting meningitis: a hospital-based diagnostic accuracy study. Clin Neurol Neurosurg. 2010; 112(9): 752-757.
3) Fiumefreddo R, et al: Clinical predictors for Legionella in patients presenting with community-acquired pneumonia to the emergency department. BMC Pulm Med. 2009; 9: 4.

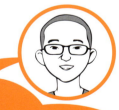

## Clinical pearl

★ 敗血症なのに好酸球が減少していなかったら副腎不全を疑う．
★ AIUEOTIPSを自分なりにブラッシュアップする．
★ 繰り返す意識障害の鑑別に副腎不全を入れる．

（小澤　労）

# 症例20 頸が痛くて口が開かなくなった

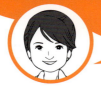

病気を知らないことで見逃しているかも！？

### 出席者

後期研修医K（司会）

初期研修医Y

後期研修医M

---

**症例呈示 ① 病歴**

平日の午前外来が終わり、初期研修医YはほっとーI息していたところPHSが鳴った。内科部長からの電話だ。「いま、整形外科の外来に頸部痛の患者さんがいて、内科で一度診てほしいって。ちょっと行ってくれる？」「はい！」Yは駆け足で向かった。

患者は特に既往のない生来健康な40歳の男性、頸部痛を主訴に整形外科を受診されていた。2日前の夕方より後頸部の違和感を自覚し、徐々に痛みに変化して首を回すと痛みが強くなったようだ。そのまま様子を見ていたが痛みが増強し、前日の夕食は摂取できたものの、入浴後より痛みのために首が回せなくなった。つばを飲み込んでも痛くて、口も開けづらくなり、夜間は痛みのために熟睡できず、病院受診したとのこと。整形外科受診し、ある疾患が疑われ内科に紹介となった。

## Discussion ①

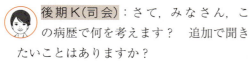

**後期K（司会）**：さて、みなさん、この病歴で何を考えます？ 追加で聞きたいことはありますか？

初期・後期研修医がそれぞれ質問、患者の症状の有無をまとめる。

陽性症状：頸部痛、悪寒、嚥下時痛、開口障害

陰性症状：戦慄、発熱（自宅で体温測定なし）、頭痛、鼻汁、咳嗽、喀痰、咽頭sick contact 流涎、呼吸苦、1か月以内の外傷の既往．

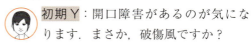

**初期Y**：開口障害があるのが気になります。まさか、破傷風ですか？

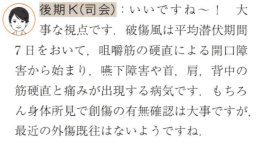

**後期K（司会）**：いいですね〜！ 大事な視点です。破傷風は平均潜伏期間7日をおいて、咀嚼筋の硬直による開口障害から始まり、嚥下障害や首、肩、背中の筋硬直と痛みが出現する病気です。もちろん身体所見で創傷の有無確認は大事ですが、最近の外傷既往はないようですね。

初期Y：嚥下時痛もあるので，扁桃周囲膿瘍や咽後膿瘍も鑑別でしょうか．開口障害は内側翼突筋まで炎症が波及すると，起こってもいいと思います！

後期M：頸部の可動域制限があるので，環軸椎に問題があると考えます．Crowned dens syndromeや椎体炎はどうでしょう？

後期K(司会)：症状の経過の時間軸と，解剖を意識した空間軸，その2軸で考えることが大事です．特に既往のない比較的若い男性の急性の頸部痛をどう考えるか．扁桃周囲膿瘍や咽後膿瘍なら先行する感冒様症状が欲しいところですね．開口障害の原因はY先生のいうとおり，顎関節の問題以外にも，口の開閉に関わる筋肉（咬筋，側頭筋，内側翼突筋）に問題があると起こります．症状を解剖学的に考えられてますね！

また，頸の回旋運動の50%は環軸椎関節が担っているから（残りはC3以下の各頸椎体間），そこに注目できたのはすばらしいですね！ 疫学を考えるとどうでしょうか？ Crowned dens syndromeは高齢女性に多い病気だし，椎体炎が基礎疾患のない比較的若い人に起こることはまれでしょうね．すべてを一元的に考えられる病気があるんです．

## 症例呈示 ② 身体所見

患者を診て，軽度の微熱はあるがバイタルサインは安定（血圧130/80 mmHg，脈拍72/分 整，$SpO_2$ 99%（室内気），呼吸回数14回，体温37.3℃）していることを確認のうえ，病歴聴取と診察を行った．一見してつらそうな印象ではなかったが，首を動かすと痛いためか，首を手で支えていた．身体所見では，頸部の皮膚やリンパ節に所見はなく，甲状腺腫大や圧痛なし．口は1横指しか開かず，口腔内は観察できなかった．頸椎の圧痛はなかったが，頸椎の前後屈，回旋のいずれでも関節可動域制限と強い疼痛を認めた．胸腹部に特記すべき所見はなく，四肢の麻痺やしびれもなかった．整形外科で撮影されていた頸椎MRIと追加で行った頸椎Xpを下記に示す（図1，2）．

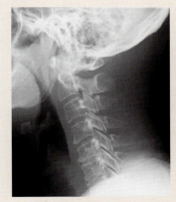
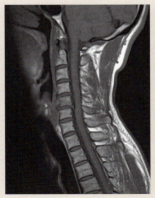
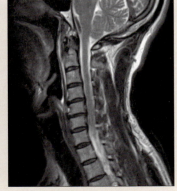

図1　頸椎X線像　T1WI

図2　頸椎MRI　T2WI

## 頸椎レントゲン(側面)の読影法

ABCDをチェック！

**A**lignment：4つのアライメント（C1の棘突起は含まない）
**B**one：撮影されているすべての骨
**C**artilage：骨棘，石灰化，関節裂隙
**D**istance of soft tissue：大事な4つの距離
　①環椎と歯突起間の距離
　　成人≦**3**mm，小児≦**5**mm
　②脊柱管前後径＞14mm（12mm以下は狭窄）
　③棘突起間　C3以下はだいたい等しい
　④椎体前の軟部組織
　　**C3**で成人・小児≦**7**mm
　　**C7**で成人≦**22**mm，小児≦**14**mm

3×7＝21（22）で覚える

①環椎歯突起間距離　成人≦3mm，小児≦5mm
②脊柱管前後径＞14mm　椎体前後径に等しい
③棘突起間が開いていれば脱臼や骨折を考える
④椎体前軟部組織　≦7mm
④椎体前軟部組織≦14mm（小児）　椎体前軟部組織≦22mm（成人）
確認すべき4つのアライメント（点線）
腹側より，椎体前縁，椎体後縁，脊柱管後縁，棘突起

**図3　頸椎レントゲンの読み方**

### Discussion ❷

**初期Y**：MRIでは，C1〜C6の前面に液体貯留がありそうです．咽後膿瘍ですか？

**後期M**：たしかに！　咽後膿瘍だったのか．すぐ抗生剤投与，切開排膿ですね！

**後期K（司会）**：実は，整形外科の先生が咽後膿瘍を疑って頸部MRIを撮影され，内科に声がかかったんです．たまたまこの時，耳鼻科の先生が不在だったからね．でもちょっと待って！　レントゲンをよく見てみて．何か見えませんか？頸のレントゲンの読影法はなんだっけ（**図3**参照）．

**初期Y**：えっと…ABCDです！Aのアライメントは整，Bの骨は特に問題なさそう，Cの関節裂隙も大丈夫，Dの距離ですが，軟部組織拡大はなさそうです．

**後期K（司会）**：よーくみて．なにか余分なものは見えませんか？軸椎の前面に石灰化があるんです．これを見て"石灰沈着性頸長筋腱炎"を疑って単純CTを追加したところ，やはり環軸椎前面に石灰

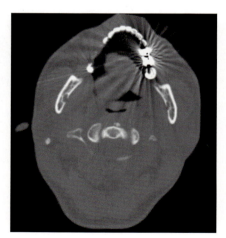 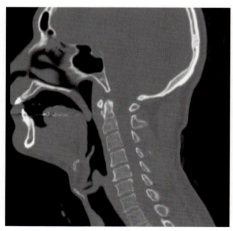

**図4　頸部単純CT**

化がありました（図4）．

今回のような比較的急性の発症や頸の可動域制限，嚥下痛というのはこの疾患の特徴ですね．開口障害が起きているのは，おそらく内側翼突筋まで炎症が波及していたのでしょう．この病気をまず知って疑うこと，そして画像をきちんと読影することがとても大事ですね．

後期M・初期Y：先生！なんですか！その病気は！？

### 症例呈示 ③ 経過

鑑別に挙がる椎体炎を示唆する所見（CTで椎体の骨破壊や椎間板の狭小化，MRIで椎体の信号変化）はなく，また，単純CTで咽後膿瘍を疑うような液体貯留像はなかったから造影CTは施行しなかった．急性の頸部痛，頸部の運動可動域制限，嚥下痛の症状と，X線・CTでの環軸椎前面の石灰化，MRIで椎前間隙の液体貯留の画像所見より石灰沈着性頸長筋腱炎と診断した．本症例の血液検査データはWBC 12200/μl，CRP 0.59 mg/dlと軽度の炎症反応を認めた．ロキソプロフェン60 mgを1日3回内服で治療開始した．咽後膿瘍の可能性は否定できなかったため，血液培養2セット採取のうえ，症状の変化に注意して経過観察とした．入院翌日には後頸部痛は半分程度に改善，頸部の前後屈・回旋も徐々に可能となった．開口障害や嚥下時痛も日々に改善し，経過良好なため第5病日に退院となった．血液培養は陰性だった．

### 最終診断 急性石灰沈着性頸長筋腱炎

### 解説

石灰沈着性頸長筋腱炎は，別名，石灰沈着性椎前腱炎とも呼ばれ，頸長筋の上斜部（図6）の停止部位である環椎前結節にハイドロキシアパタイト沈着が起こる，結晶誘発性の急性炎症である．

急性発症の頸部痛，頸部の運動制限，嚥下時痛を主症状とし，嚥下障害，開口障害，微熱をきたすこともある．重要な鑑別疾患としては，咽後膿瘍，化膿性椎体炎，髄膜炎，破傷風などが挙げられる．

診断にはこれらの症状の存在と，画像による鑑別が重要であり，確定診断はCTでの頸長筋腱の石灰化像とされる[1,2]．今回の症例では頸部X線像が本疾患を疑うきっかけとなったが，単純X線は石灰沈着が軽微な場合は判断が難しい（頸椎レントゲンの読影法を図3に記す）．MRIでは，上位頸椎レベルで椎前間隙や後咽頭間隙の液体貯留や広範な浮腫がT1WI等信号，T2WI高信号な病変として認められることがある．椎前間隙と後咽頭間隙の間は薄い深頸筋膜のみで隔てられており，炎症は容易に咽頭後隙に波及し，液体貯留を伴うため，咽後膿瘍と誤診されるが，咽後膿瘍であれば造影CTで膿瘍がring enhanceされるため鑑別できる（図5）．

検査所見としては白血球やCRP，ESRなどの炎症反応が軽度上昇するとされる．

好発年齢は30～60歳代で[1,2]，疾患頻度は10万人に1.3人との報告があり[3]，比較的まれな疾患とされている．しかし，実際には誤診されていたり，見逃されている症例が多いとされている．実際に国内外の症例報告でも，咽後膿瘍と診断されて切開排膿や抗生剤治療が先行され

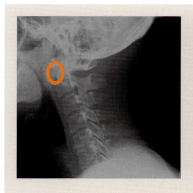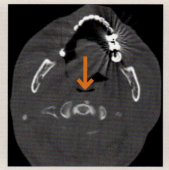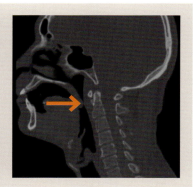

図5 本症例の画像

ている症例が多くみられた．"寝違え"と診断されている中に，この疾患が紛れているのかもしれない．

治療は，NSAIDs 内服や頸部固定による局所安静で，1〜2週間で症状は消失する[1,4,5]．症状が改善している場合，画像でのフォローアップは必要ないが，1か月でレントゲンやCTの石灰化が消失するという報告もある[6]．

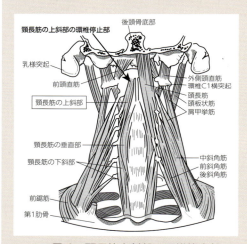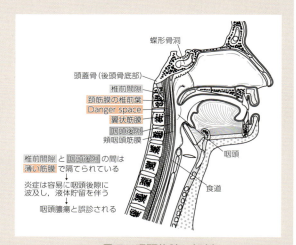

図6 頸長筋上斜部の環椎停止部
本疾患は頸長筋の上斜部（□）の停止部位（→）への石灰沈着が原因とされている．

図7 咽頭後腔の解剖

## 参 考 文 献

1) Eastwood JD: Retropharyngeal Effusion in Acute Calcific Prevertebral Tendinitis: Diagnosis with CT and MR Imaging. AJNR Am Neuroradiol 19: 1789-1792, 1998.
2) Offiah CE, Hall E: Acute calcific tendinitis of the longus colli muscle: spectrum of CT appearances and anatomical correlation. Br J Radiol 82, 117-121, 2009.
3) Horowitz G, et al: Incidence of retropharyngeal calcific tendinitis (longus colli tendinitis) in the general population. Otolaryngol Head Neck Surg 148: 955-958, 2013.
4) 大塚雄一郎, 他：石灰沈着性頸長筋腱炎の8例. 日耳鼻 116: 1200-1207, 2013.
5) 増田文子, 他：咽後膿瘍と鑑別を要した急性石灰沈着性頸長筋腱炎の2症例. 耳展 52: 300-306, 2009.
6) Tezuka F, et al: Complete Resolution of a Case of Calcific Tendinitis of the Longus Colli with Conservative Treatment. Asian Spine J 8: 675-679, 2014.

表1 それぞれの疾患の違い

| | 咽後膿瘍 | 石灰沈着性頸長筋腱炎 | crowned dens syndrome |
|---|---|---|---|
| 症状 | 嚥下時痛，頸部可動域制限，発熱，リンパ節腫脹 | 嚥下時痛，頸部痛，頸部可動域制限 | 後頸部痛，発熱，頸部可動域制限 |
| 基礎疾患 | 上気道炎，咽頭異物 糖尿病（成人） | 特になし | 高齢，変形性関節症，ヘモクロマトーシス，副甲状腺機亢進症，低Mg血症 |
| 好発年齢 | 乳幼児，中年 | 30〜50歳代，男女差なし | 高齢女性 |
| X線・CT | 軟部組織陰影の肥厚 膿瘍部分は造影CTでring enhanceされる（矢印）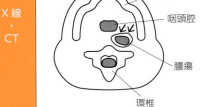 | 環軸椎前面の石灰化（矢印） 周囲の造影効果なし 軟部組織陰影の肥厚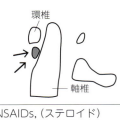 | 軸椎歯突起周囲の靱帯の石灰化（矢印）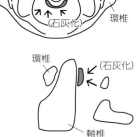 |
| 治療 | 緊急切開排膿，抗生剤 重症化することもある | NSAIDs，（ステロイド） 1〜2週間で症状改善 | NSAIDs，コルヒチン，ステロイド |

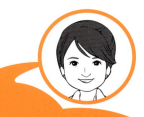

## Clinical pearl

★急性の頸部痛をみたら，石灰沈着性頸長筋腱炎を鑑別に考える！

（小平のり子）

# 索引

## 外国語索引

| | |
|---|---|
| acute cerebellitis | 108 |
| AIUEOTIPS | 118, 124 |
| Alvarado score | 4 |
| ANCA 関連血管炎 | 60 |
| anterior cutaneous nerve entrapment syndrome（ACNES） | 6 |
| B 型肝炎ウイルス | 11 |
| chorinergic toxidrome | 119 |
| CMV | 19 |
| COPD | 84 |
| CRBSI（カテーテル関連血流感染症） | 97 |
| crowned dens syndrome | 131 |
| de novo B 型肝炎 | 11 |
| DIHS（薬剤性過敏症症候群） | 20 |
| dish water | 48 |
| DVT | 46 |
| EBV | 19 |
| E 型肝炎 | 14 |
| fever and rash | 126 |
| finger test | 48 |
| FORTH | 42 |
| GPCchain | 48 |
| IgA | 15 |
| infectious mononucleosis-like illness（IM like sydrome） | 19, 44 |
| invasive K. pneumoniae liver abscess | 29 |
| Klebliella pneumoniae | 29 |
| laboratory risk indicator for necrotizing fasciitis（LRINEC）スコア | 49 |
| LDH の上昇 | 66 |
| Meningitis retention 症候群 | 103 |
| nonaneurysmal SAH | 114 |
| OLDCAAR | 33 |
| partial treatment | 97, 106 |
| POUND | 33, 111 |
| POUNDing score | 33, 71 |
| R-CHOP 療法 | 94 |
| reversible vasoconstriction syndrome（RCVS） | 115 |
| short lasting unilateral neuralgiform pain with conjunctival injection and tearing（SUNCT） | 36 |
| SLE | 21 |
| spontaneously resolving appendicitis | 3 |
| suicide headache | 37 |
| time course illness script analysis | 66 |
| toxidrome | 118 |

# 日本語索引

## あ行

| | |
|---|---|
| 異型リンパ球 | 22 |
| 意識障害 | 105, 118, 124 |
| 一次性頭痛 | 70 |
| 胃膿瘍 | 27 |
| 咽後膿瘍 | 132 |
| 咽頭痛 | 18 |
| 咽頭浮腫 | 25 |
| うつ病 | 119 |
| 壊死性筋膜炎 | 47 |
| 炎症性浮腫 | 54 |
| 嘔気 | 70 |
| 音過敏 | 71 |

## か行

| | |
|---|---|
| カーネット徴候 | 5 |
| 開口障害 | 130 |
| 疥癬 | 77 |
| 咳嗽 | 94 |
| 回盲部炎 | 2 |
| 化学療法 | 46, 95 |
| 可逆性脳血管攣縮症候群 | 115 |
| 過敏性腸症候群 | 57 |
| 眼窩周囲の痛み | 32 |
| 肝機能障害 | 18 |
| 眼瞼浮腫 | 21 |
| 肝叩打痛 | 18 |
| 関節炎 | 100 |
| 関節痛 | 10 |
| 関節リウマチ | 10 |
| 感染性心内膜炎 | 28, 59 |
| 感染性腸炎 | 3 |
| 肝胆道系酵素上昇 | 10 |
| 眼内炎 | 29 |
| 肝内門脈周囲浮腫 | 10 |
| 肝膿瘍 | 29 |
| 感冒後咳嗽 | 94 |
| 寒冷凝集素症 | 86 |
| 気管喉頭結核 | 96 |
| 気管支炎 | 95 |
| 気管支喘息 | 52 |
| キサントクロミー | 112 |
| キシロカイン | 6 |
| 気道狭窄 | 25 |
| 急性肝炎 | 13 |
| 急性小脳炎 | 108 |
| 急性腹症診療ガイドライン | 6 |
| 急性腹症 | 64 |
| 強皮症 | 40 |
| 胸壁発生の腫瘍 | 89 |
| 局所麻酔 | 6 |
| 巨細胞動脈炎 | 61 |
| 起立試験 | 72 |
| 起立頻脈症候群 | 72 |
| くも膜下出血 | 33, 110 |
| グラム陰性桿菌 | 26 |
| 繰り返す意識障害 | 128 |
| 群発頭痛 | 36 |
| 憩室炎 | 3 |
| 頸椎レントゲンの読影法 | 132 |
| 頸部痛 | 130 |
| 結核 | 90 |
| 下痢 | 52 |
| 健診異常 | 58 |
| 倦怠感 | 18, 58, 88 |
| 原発疹 | 77 |
| 抗BP180抗体 | 79 |
| 抗凝固療法 | 68 |
| 好酸球性胃腸炎 | 56 |
| 光線過敏 | 21 |
| 口内炎 | 20 |
| 紅斑 | 10, 126 |
| 高齢者掻痒症 | 78 |
| 呼吸困難 | 82 |
| 国際頭痛分類 | 37, 74 |
| 昏睡 | 127 |

## さ行

| | |
|---|---|
| 細菌性髄膜炎 | 28, 105 |
| 再発性多発軟骨炎 | 98 |
| 三叉神経・自律神経性頭痛 | 36 |
| 耳介軟骨炎 | 100 |
| 試験切開 | 47 |
| 自殺企図 | 118 |
| 自殺頭痛 | 37 |
| 自殺未遂 | 36 |
| 重症デング熱 | 43 |
| 十二指腸潰瘍 | 52 |
| 上気道閉塞 | 25 |
| 小脳失調 | 105, 108 |
| 助産師の手 | 111 |
| 腎盂腎炎 | 26 |
| 新規発症性連日性頭痛 | 71 |
| 腎梗塞 | 67 |
| 腎不全 | 76 |
| 心房細動 | 64 |
| 水疱性類天疱瘡 | 79 |
| 髄膜炎 | 28, 106, 124 |
| 髄膜脳炎 | 107 |
| 頭痛 | 32, 70 |
| ステロイド | 55 |
| 石灰沈着性頸長筋腱炎 | 132 |
| 石灰沈着性椎前腱炎 | 133 |
| 潜血 | 66 |
| 全身性掻痒症 | 80 |
| 掻痒症 | 76 |

## た行

| | |
|---|---|
| 高安動脈炎 | 61 |
| 胆石 | 64 |
| 胆嚢炎 | 66 |
| 地域別疾患情報サイト | 42 |
| 虫垂炎 | 2 |
| 中枢神経障害 | 108 |
| 直腸癌 | 46 |
| 椎体炎 | 131 |
| ツツガムシ病 | 126 |
| 低酸素血症の鑑別 | 83 |
| 低髄液圧症候群 | 71 |
| 低Na血症 | 127 |
| 鉄欠乏性貧血 | 70 |
| デング熱 | 40 |
| 伝染性単核球症 | 19 |
| 伝染性単核球症様症候群 | 44 |
| 透析 | 76 |

| 透析掻痒症 | 77 |
| --- | --- |
| 糖尿病 | 26 |
| 特発性低髄液圧症候群 | 73 |

### な行

| 二次結核 | 92 |
| --- | --- |
| 二次性頭痛 | 34, 72 |
| 乳癌 | 88 |
| 尿管結石 | 65 |
| 尿閉 | 102 |
| 猫引っ掻き病 | 20 |
| 粘膜浮腫 | 54 |
| 脳炎 | 106 |
| 脳室炎 | 28 |
| 脳静脈洞血栓症 | 71 |
| 脳脊髄液減少症 | 74 |
| 脳脊髄液漏出症 | 74 |

### は行

| 肺外結核 | 91 |
| --- | --- |
| 肺結核 | 91 |
| 播種病変 | 29 |
| 破傷風 | 130 |
| 発熱 | 18, 94, 102, 124 |
| 光過敏 | 71 |
| 皮疹 | 3, 20, 40 |
| 脾破裂 | 25 |
| 貧血 | 84 |
| 頻脈 | 72 |
| 副腎不全 | 127 |
| 腹痛 | 2, 52 |
| 腹膜刺激徴候 | 2 |
| 浮腫 | 46 |
| ブラッドパッチ | 73 |
| ヘルペス脳炎 | 105 |
| 片頭痛 | 33, 112 |
| 扁桃腫大 | 18 |
| 蜂窩織炎 | 47 |

### ま行

| マックバーネーの圧痛点 | 3 |
| --- | --- |
| 末梢神経障害 | 108 |
| 末梢血の塗抹標本 | 85 |
| マラリア | 40 |
| 慢性咳嗽 | 88 |
| 慢性腹痛 | 6 |
| 無菌性髄膜炎 | 108 |
| むくみ | 18 |

| 免疫抑制 | 95 |
| --- | --- |

### や行

| 薬剤性過敏症症候群 | 20 |
| --- | --- |
| 薬剤性肝障害 | 10 |
| 薬物中毒 | 120 |
| 有機リン中毒 | 119 |
| 輸入感染症 | 42 |
| 溶血性貧血 | 85 |
| 腰椎穿刺 | 112 |

### ら行

| 雷鳴頭痛 | 112 |
| --- | --- |
| リケッチア感染症 | 126 |
| リンパ節腫脹 | 18 |
| 冷式自己免疫性溶血性貧血 | 86 |
| 冷膿瘍 | 90 |
| レイノー現象 | 86 |
| レイノー症状 | 40 |
| レジオネラ肺炎 | 126 |
| 肋骨周囲結核 | 91 |
| 濾胞性リンパ腫 | 94 |

諏訪塾ダイナマイトカンファレンス　明日あなたの臨床は変わる

2017 年 8 月 10 日　第 1 版第 1 刷 ©

| | | | |
|---|---|---|---|
| 監　修 | 山中克郎 | Yamanaka, Katsuo | |
| 編　集 | 若林禎正 | Wakabayashi, Tadamasa | |
| 発行者 | 宇山閑文 | | |
| 発行所 | 株式会社金芳堂 | | |

　　　　〒 606-8425 京都市左京区鹿ヶ谷西寺ノ前町34番地
　　　　振替　01030-1-15605
　　　　電話　075-751-1111（代）
　　　　http://www.kinpodo-pub.co.jp/

| | |
|---|---|
| 組　版 | 株式会社 データボックス |
| 印　刷 | 亜細亜印刷 株式会社 |
| 製　本 | 有限会社 清水製本所 |

落丁・乱丁本は直接小社へお送りください．お取替え致します．

Printed in Japan
ISBN978-4-7653-1721-4

**JCOPY** ＜(社)出版者著作権管理機構　委託出版物＞

本書の無断複写は著作権法上での例外を除き禁じられています．複写される場合は，その都度事前に，(社)出版者著作権管理機構（電話 03-3513-6969，FAX 03-3513-6979，e-mail: info@jcopy.or.jp）の許諾を得てください．

●本書のコピー，スキャン，デジタル化等の無断複製は著作権法上での例外を除き禁じられています．本書を代行業者等の第三者に依頼してスキャンやデジタル化することは，たとえ個人や家庭内の利用でも著作権法違反です．